JN298730

21世紀の若者たちへ／2

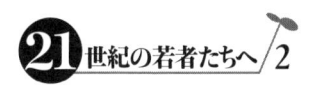

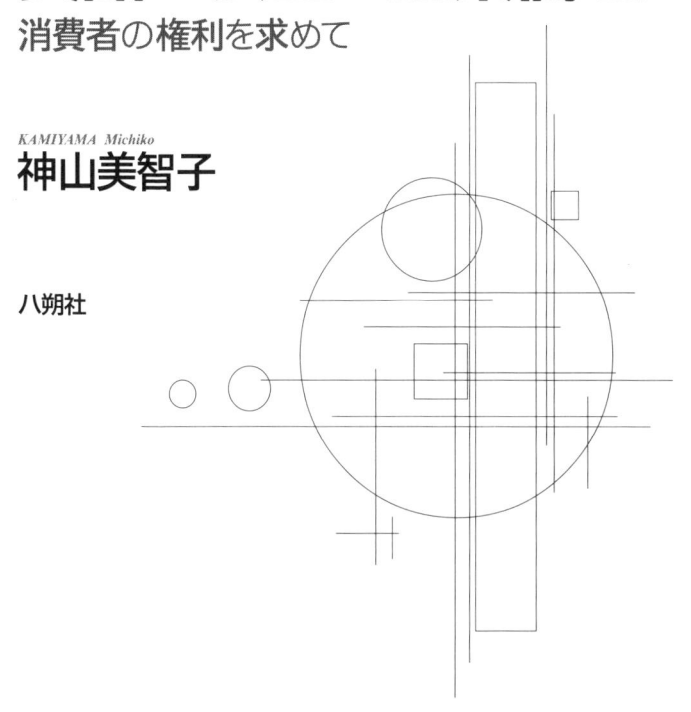

食品の安全と企業倫理
消費者の権利を求めて

KAMIYAMA Michiko
神山美智子

八朔社

はじめに

　最近、"家畜の逆襲"などという言葉がはやるほど、動物性食品の問題が多発しています。日本のBSE問題が一段落したと思ったとたん、アメリカでもBSE牛が発見され、牛丼屋さんのメニューから牛丼が消える騒ぎに発展しました。そこへ鳥インフルエンザまで発生し、こんどは焼き鳥屋さんが打撃を受けています。

　人にうつる最も危険な一類感染症に指定されたSARS（新型肺炎）の感染源が、中国広州のハクビシンだと言われて処分されています。

　茨城県の霞ヶ浦では、コイヘルペスのため、ついにコイ養殖業が廃業に追い込まれました。病気のコイや鶏の肉・卵を食べても人には感染しないと言われても、食べ物の選択には"おいしそう"という重大な要素があるので、病気が発生したものは食べたくないのが人情です。

　生活の三要素はいうまでもなく衣・食・住ですが、中でも食は命を支えるもっとも大切なものです。その大切な生活要素に、底知れぬ不安と不信が広がっています。その始まりは、相次いだ食品の偽装表示だったでしょう。

　それでも私たち日本人は、飢えるということを知らず、飽食とさえいわれる生活を送っています。地球上に生物が発生して以来、人も野生生物も、常に飢えと闘って生きてきました。現

代の日本は、歴史上からみても珍しい時代だそうです。特に日本の若い世代は、生まれながら平和で豊かな暮らししか知らないでしょう。食物がなくて栄養失調になった時代が日本にもあったことなど、おそらく想像もできないでしょう。

　世界には飢餓に苦しむ多くの子どもがいて、私たちもテレビや新聞などで、そうした姿を見ることができます。子どもたちは、骨まで見えるほど瘦せて苦しんでいます。なぜこの子どもたちは苦しまなくてはならないのでしょう。日本のような豊かな国の、特に将来を担う若い人々が真剣に考えるべき課題です。

　食糧の60％を輸入食品に頼っている日本のために、自分たちの食べる主食を生産する土地で、輸出用の食料を生産している国々も数多くあります。日本人の好むエビやウナギの養殖のため、マングローブ林の伐採などの環境破壊を引き起こしたり、日本の底引き漁船が高級魚だけをとって、土地の人たちの食料となっていた雑魚を捨ててくる、などという事例もあります。

　一方、アメリカや日本などでは、肥満、糖尿病、痛風など、食べ過ぎが原因で病気になったり、逆にジャンクフード（がらくた食品）による栄養バランスの偏りなどがおきたりしています。また十分スマートなのにさらに瘦せたいという願望から、高価な「健康食品」に頼り、逆に健康を害するという笑い話のような現象すらおきています。

　実は私も、20年以上も前に、所属する弁護士会の公害対策特別委員会の活動の一環として、食品安全問題にかかかわる以前は、自分の食生活にあまり関心をもっていませんでした。食事だけに関心を向けることより、本を読んだり小物を作るなどの

はじめに

手仕事の方が好きだという理由もありました。ところが，食品問題を勉強し始めると，あまりに知らないことばかりで本当に驚いてしまいました。

　たとえば，目に見えない小さな1個の受精卵を3キログラムもの赤ちゃんに育てる原材料は，母親が食べた食べ物であること，もしおなかの中の赤ちゃんが女の児なら，その赤ちゃんのおなかの中には，次の子どもになる卵子のもと（卵母細胞）ができていく，すなわち，三世代が1人の女性の身体のなかに存在し得ること，胎児性水俣病に見られるように，胎盤も赤ちゃんを有害物質から守ってくれないことなどなどでした。

　つまり，母親が食べる食べ物に含まれる有害物質は，孫の世代や人類の未来にまで影響を与える可能性があるということなどを知ったのです。

　それ以来，自分の食生活についても真剣に考えなくてはならないと思うようになり，友人と一緒に，有機農産物の共同購入などにもとり組み始めましたが，もっと早くから，子どもを育てる大切な時期に，こうした知識をもっていればよかったと思ったものです。

　最近，食品をめぐる事故・不祥事などが相次いだ結果，2003年には，食品安全の憲法ともいえる食品安全基本法が制定され，独立して食品のリスク評価を担う食品安全委員会も設けられました。リスクというのは，人がある食品などを摂取したときに有害な影響を受ける可能性のことです。また食品衛生法や農薬取締法が改正されたり，健康増進法ができたりなど，法律や行政システムも大きく変わりました。

こうした今の時期に，食品安全問題に関する正しい知識をもつことはとても大切なことだと思います。

　日本国憲法第13条は，「すべて国民は，個人として尊重される。生命，自由及び幸福追求に対する国民の権利については，公共の福祉に反しない限り，立法その他の国政の上で，最大の尊重を必要とする。」と定めており，これを幸福追求権と呼んでいます。

　第25条は，「すべて国民は，健康で文化的な最低限度の生活を営む権利を有する。②国は，すべての生活部面について，社会福祉，社会保障及び公衆衛生の向上及び増進に努めなければならない。」とも定めています。

　また第11条は，「国民は，すべての基本的人権の享有を妨げられない。この憲法が国民に保障する基本的人権は，侵すことのできない永久の権利として，現在及び将来の国民に与へられる。」とも宣言しているのです。

　食品安全法制は，これらの憲法の条文に根拠があります。私たち国民，英語でいえば We, the Japanese People と将来の People の幸福・健康などの基本的人権を護(まも)るためにこそ食品安全法制，安全行政はあるのです。

　こうしたことを前提にし，本文は少し難しいかもしれませんが，以下の第1章から第6章までを読んでほしいと願っています。

目　　次

はじめに

第1章　ダイオキシンを食べた人たち……………………11
　　　──カネミ油症──

　　1　忘れられているカネミ油症　12
　　2　裁判で明らかにされた油症の実態　14
　　3　批判された危機意識欠如と縦割り行政　19
　　4　放置された被害者　21
　　5　実はダイオキシンだった！　26
　　6　PCB の規制へ　30

第2章　なぜBSE は防げなかったのか ……………………33
　　　──縦割り行政の弊害と危機意識の欠如──

　　1　1996 年の警告　34
　　2　BSE とは何か　38
　　3　その後の法規制　44
　　4　BSE 問題調査検討委員会報告　47
　　5　真の解決策は何か　52

第3章　遺伝子組換え食品とクローン……………………57
　　　──命はどこまで操作できるか──

　　1　モンサントの全面広告に会う　58
　　2　遺伝子組換えとは何か　61
　　3　遺伝子を植物へ入れる　62
　　4　食品への応用　66

5　遺伝子組換え食品の現状　67

　　6　法規制と表示　70

　　7　広い意味のバイオテクノロジー　73

　　8　クローン技術の利用　74

　　9　バイオテクノロジーと環境汚染　80

第4章　なぜ偽装表示はなくならないのか　……………83
　　　——企業倫理と市場の圧力——

　　1　驚きの朝　84

　　2　偽装表示の連鎖　87

　　3　中国産ほうれんそうの残留農薬問題　93

　　4　無登録農薬販売問題　96

　　5　企業倫理綱領・コンプライアンス　100

第5章　食品安全基本法と消費者の権利　……………105
　　　——食品の安全は守れるのか——

　　1　甦ったか？　20年前の食品安全基本法　106

　　2　消費者の権利とは何か　108

　　3　食品安全基本法と消費者保護基本法　111

　　4　食品安全基本法の問題点　113

　　5　食品安全委員会　120

　　6　国民の声は反映されているのか　124

第6章　「健康食品」は健康に良いのか……………129
　　　——"みのもんた症候群"——

　　1　健康ブーム　130

　　2　医薬品と食品　134

　　3　保健機能食品　137

目　次

4　国際食品規格委員会（CODEX）
　　　　による健康食品の表示　*142*
5　健康食品との付き合い方　*146*

食品事故関連年表　*150*
あとがき　*153*

第1章　ダイオキシンを食べた人たち
―― カネミ油症 ――

1 忘れられているカネミ油症

　皆さんは「カネミ油症」という言葉を聞いたことがあるでしょうか。水俣病は中学，高校の公民・現代社会などの授業で，日本の公害の原点として学習するのですが，カネミ油症についてはほとんど触れられていないようです。後で述べるカネミ油症被害者支援センターの方が，50冊ほどの公民・現代社会の教科書を調べたところ，カネミ油症を取り上げているのはわずか2冊，それも数行にすぎなかったそうです。しかし，カネミ油症は，食品事故を考えるとき絶対忘れてはならない原点なのです。

　1968年，北九州一帯で，身体中にひどい吹き出物ができる奇病が流行しました。めやに，疲れなどもひどく，また，全身が黒い赤ちゃんも生まれました。

　水俣病もそうでしたが，ある地方に広がる奇病は，伝染病と思われ差別されるので，被害者は被害を隠したがる傾向にあります。しかし，九州電力の社員である一人の被害者が，この奇病はカネミ倉庫株式会社が製造したカネミライスオイル（米ぬか油）によるものではないかと保健所に届け出たため，新聞でも報道されるようになり，その結果カネミ油症という食品事故を社会に認めさせることになりました。

　この吹き出物は，クロルアクネ（塩素ニキビ）と言われるもので，身体から塩素が吹き出るために起こったものでした。そし

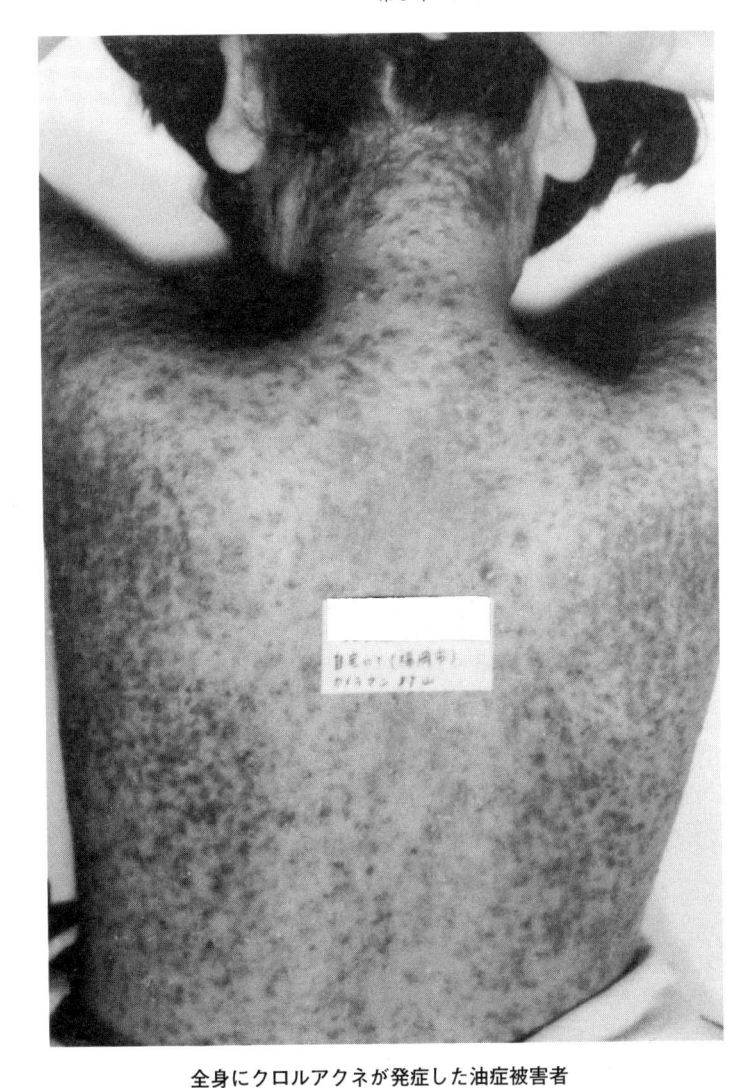

第1章　ダイオキシンを食べた人たち

全身にクロルアクネが発症した油症被害者
『今，なぜカネミ油症か』(止めよう！ダイオキシン汚染　関東ネットワーク)より

てその原因は，被害者が食べたカネミライスオイルに含まれた，PCB(ポリ塩化ビフェニール)という塩素化合物と，PCDF(ポリ塩化ジベンゾフラン)というダイオキシン(27ページのコラム参照)だったのです。

2　裁判で明らかにされた油症の実態

カネミ油症事件は，その後，被害者が損害賠償を求める裁判を起こしたので，製造工程や被害状況などが，判決に示されています。1985年(昭和60年) 2月13日に福岡地方裁判所小倉支部から出された小倉第3陣第1審判決(原告被害者71名，被告カネミ倉庫株式会社・同社社長加藤三之輔・鐘淵化学工業株式会社・国・北九州市)にそって，重要な部分をまとめてみたいと思います。この判決はライスオイルを製造したカネミ倉庫，PCBを製造してカネミ倉庫に販売した鐘淵化学工業だけでなく，カネミ油症の拡大を防ぐ努力をしなかった国の責任まで認めた画期的なものでした。

事件判明

1968年(昭和43年) 6月初旬ころから，九州大学医学部付属病院皮膚科に顔面のひどいニキビ(瘡様皮疹)，顔面と足のむくみ(浮腫)，痛みを訴える数人の患者が訪れていた。その患者たちが，従来食べていたヨーグルトとライスオイルの摂取を中止したところ，爪の黒ずんだ着色がとれてきたこともあって，九州大学病院皮膚科では，この病気がライスオイルの摂取と関係するのではないかとの疑いを持ち，その分析など

に努力したが，はっきりした手懸りをつかむことはできなかった。

　その後同年10月3日，九州電力社員で被害者のＡ氏から大牟田保健所に対し，カネミライスオイルによると思われる奇病発生の届出と，同人が使用したライスオイルの分析依頼がなされたことにより，翌4日，福岡県衛生部がこの奇病について知るところとなった。

　そして，同年10月10日，朝日新聞が「からだ中に吹出物」という見出しでその奇病の発生を報道し，翌11日の各紙も一斉にこの事件を報道したことから，瘡様皮疹（注：クロルアクネ・塩素ニキビのこと）等を訴える奇病の届け出患者が福岡県を中心に，広島県，山口県，長崎県等の西日本全域に及んでいることが明らかとなり，その原因の解明が社会的に強く要望されるところとなった。

判決にはこのように記載されているものの，カネミ油症は朝日新聞西部本社版に掲載されただけで，新聞の全国版で大きく取り上げられたわけではありません。この年の10月にはメキシコオリンピックが開催されたこともあって，この事件の扱いは非常に小さく，そのため，被害者の中には，病気が発生して10年も経ってから油が原因ではないかと気づいて届け出た人もあったほどです。

　最終的に届け出のあった患者数は，約1万4000人にも上っています。

被害状況（症状）

①油症は，加熱されたカネクロール(PCB)の混入した米ぬか油を直接口から摂取したり，あるいは摂取した母親から胎盤または母乳を通じて摂取することによって亜急性(注：急性中毒と慢性中毒の中間)に発症した中毒疾患である。
②油症の臨床症状は，まず皮膚粘膜症状(ニキビや黒ずみなど)として極めて顕著に現れた。
③しかし油症発生後数年を経過して油症が慢性期に移行すると，初期には激しかった皮膚粘膜症状は次第に軽快したが，臨床的には全身倦怠，食欲不振，不定の腹痛，頭痛や頭重感などの不定愁訴，手足のしびれ感，疼痛などの末梢神経症状，せきとたんの呼吸器症状などの内科的症状が出てきた。
④油症患者の死亡と油症との因果関係は認められなかった。

判決は症状各論を①皮膚症状，②眼の症状，③頭痛，④胃腸症状，⑤呼吸器症状，⑥油症児と分類して認定しています。

カネミライスオイルの製造工程

米ぬか油(ライスオイル)の製造工程は，20行程近くあるといわれているが，およそ以下のとおりである。
①抽出行程は，原料米ぬかを選別(不純物や砕米を除く)，乾燥し，ノルマルヘキサン溶剤(注：石油系の添加物)を使用して粗製油(原油)と脱脂ぬかに分離する。
②精製工程は，抽出分離した原油にポリリン酸ソーダ(注：品質改良を目的にした添加物)を加えて金属を除去し，メタリン酸ソーダ(注：品質改良を目的とした添加物)を加え

第 1 章　ダイオキシンを食べた人たち

てガム質を抽出し，原油に加熱しながら水酸化ナトリウム（注：苛性ソーダのことで，食品製造用に使用される添加物）を加えかくはんし，油分（粗脱ろう油）と，にかわ状のフーツに分離する（フーツは中和して粗脂肪酸〔ダーク油のこと〕とし，鶏などの配合飼料として利用されている（注：これにより鶏の大量死ダーク油事件が発生した））。粗脱ろう油は，油洗い冷却，綿布によるろ過のあと，白陶土（注：二酸化珪素という添加物でろ過助剤）を使用して脱色し，脱臭行程（カネクロールが使用されている行程）を経て再び冷却・ろ過して加熱し，曇り止め（アンチコール）と泡立ち防止剤（シリコン）（注・泡を消すための樹脂・添加物）を加えて製品として完成する。

　この製造工程を読むと，仮にライスオイルのPCB汚染が起きなかったとしても，ノルマルヘキサン，ポリリン酸ソーダ，メタリン酸ソーダ，水酸化ナトリウム，白陶土，シリコンなどと，ため息が出るほどの"添加物漬け食用油"です。しかし当時，食用油製造業は事故の起きにくい安全な業種と考えられていたのだといいます。このようにして製造されたカネミライスオイルが，健康に良いとして九州方面を中心に販売されていました。ちなみにリン酸ソーダは，現在でも様々な用途に用いられている添加物です。

PCBとその混入

　当時カネミ倉庫が使用していたのは，鐘淵化学工業が製造販売していたカネクロール400というもので，塩素化合物で

17

ある2～7塩化ビフェニール(PCB)の混合物である。

　PCBは化学的に安定で、熱によって分解しにくく、酸やアルカリにも安定しており、生物からも分解されにくい。水に溶けにくく、油やアルコールには良く溶ける。蒸発しにくく、薄い膜に広げて使うこともでき、水より重いので水中で油として使える。電気絶縁性が高く、電気的特性にも優れている。

PCBはこのような性質から、当時「夢の物質」と呼ばれ、トランス・コンデンサ・蛍光灯からノーカーボンペーパーまで、私たちの日常生活でも幅広く利用されていました。

　このPCBがどのような経路で油に混入したかには、ピンホール説と工作ミス説の二説ありましたが、この判決では工作ミス説を採用しています。ピンホール説とは、PCBを通していた蛇管(じゃかん)に小さい腐食孔(ふしょくこう)が開き、そこから漏れたとするもので、工作ミス説とは、温度計などの工事をした際のミスで孔(あな)が開いたというものです。どちらも明確な証拠はありませんでした。

　しかしいずれにしても、着色するなどしてPCBが油の中に漏れた場合すぐわかる、というような対策が取られていなかったことは明らかですし、カネミ倉庫の社員は、PCBが漏れたことを知った後も、再脱臭などをして出荷していました。

　判決は被告らの責任について、次のように述べています。

被告らの責任
①カネミ倉庫
　PCBが混入しないよう、製造工程における万全の管理を

し，もし混入を知ったときは，ただちに油を廃棄するか，PCB を除去するべきであった。
②カネミ倉庫の社長
　工作ミスを犯した社員に対する監督責任がある。
③鐘淵化学
　PCB のような本来自然界には存在しない化学物質を合成開発，製造販売するのだから，その物質の影響を調査研究し，専門知識のない利用企業にはその結果を十分周知徹底させるべきであった。安全性が確認されない場合は，食品製造業者には販売すべきではなかった。鐘淵化学は売り込みに際し，「若干の毒性を持っていますが，実用上ほとんど問題になりません。」と説明していた。
④国
　ダーク油事件（鶏の大量死）発生とカネミライスオイルの関係に気が付かず，エサの問題としてのみ処理した。エサを管轄する農林水産省と食品の安全を守るべき厚生省が，互いに連携して処理に当たるべきであった。

3 　批判された危機意識欠如と縦割り行政

　水俣病では猫の狂い死が事件の発端でしたが，カネミでは「ダーク油事件」と呼ばれる鶏の大量死が発端でした。
　1968年2月上旬から3月中旬まで，西日本各地で約200万羽のブロイラーが中毒症状を示し，うち約40万羽が死亡しました。
　エサを管轄する福岡肥飼料検査所は，配合飼料中に含まれる

カネミのダーク油が原因であることを突き止め、配合飼料の出荷停止を命令し、品質管理を徹底するよう通知を出しただけで、この事故処理を終了してしまいました。

しかし調査の過程で、担当者は、ダーク油製造工程だけでなく、ライスオイル製造全行程の説明も受けました。その時カネミ側は、「油は、通常の行程どおり製造しているので問題ない」「食用油は大丈夫だ」などとも説明しているのです。「ダーク油事件」が、ある一時期に生産された配合飼料によるものであることが分かっていたのですから、油の製造工程も一時的に問題があったはずだと、検査担当者は思わなかったのでしょうか。この点も、判決では「食用油の安全性は自己の職務権限の範囲外のこととしてあえて関心を向けず、その結果当然承知すべき疑念に立ち至らなかった」と批判しています。

肥飼料検査所はエサの安全性確保が仕事ではあるが、食品衛生行政を担当する厚生省へ通報連絡する義務を怠った、と判決は認定しているのです。

ところが翌1986年5月に、福岡高裁で出された小倉第2陣控訴審判決は、被害者原告にとっては非常に冷たいもので、カネミ倉庫の従業員が、工作ミスにより油にPCBが漏れたのを知りながら、再脱臭などをしただけで販売したという犯罪的行為にすべての責任があるとして、鐘淵化学や国の責任を否定してしまったのです。

この判決当時、すでにPCBは、人体及び環境に対する有害物質であることは明らかになり、生産販売が中止されていたにもかかわらず、鐘淵化学には、カネミ油症事件当時、PCBが

カネミ倉庫の犯罪的行為により食品に混入することまで予測することは不可能であったと認定し，判決したのです。また，食品衛生行政とエサの安全行政が連携をとる必要はあるが，通報は直接法令に根拠をおく行為でもなく，義務となるような特別の事情はなかった，とも認定しました。

　当時カネミ倉庫従業員は，PCBが有毒であると知らされていなかったからこそ，PCBが漏れた油も再脱臭すれば使用できると考えたのですし，このような有機塩素系合成化学物質を食品製造工程に使用すること自体，批判されなくてはならなかったはずです。

　こうして福岡地裁小倉支部判決が批判した危機意識欠如と縦割り行政の欠陥は，2003年に，国民の健康保護が最も重要であり，被害を未然に防止するため，各省庁が密接に連携することが必要であるとする食品安全基本法が制定されるまで，なんと30年近くも放置されてきたのです。

4　放置された被害者

　カネミ油症の被害届け出者は約1万4000人にも上りましたが，被害者として認定され，治療費等何らかの補償を受けた人は，わずか1900人弱しかいません。残りの1万2000人以上もの人は今も放置されたままであり，また，今も原因を知らないまま身体症状に苦しんでいる人がいるかもしれません。

　認定された人も，決して十分な補償が得られたわけではありません。なにしろPCBのような有機塩素化合物を大量に食べ

た事故など過去にはなく，当初は皮膚症状を中心に認定されていたため，皮膚症状が強くなく，全身倦怠感などの症状が強かったような人は認定されない傾向にありました。また九州大学病院に設けられた油症外来が患者の診察などを行ってきましたが，治療法が確立されておらず，治らない病気のため遠くから来ていた患者の足が遠のき，さらに娘や息子の結婚，就職に差し障りがでることなどをおそれて，被害者として名乗りを上げなくなった人たちも多いのです。

　さらに仮払金返還請求という不幸が被害者を襲いました。国の責任を認めた小倉第3陣第1審判決，福岡高裁第1陣控訴審判決が出された後，国はその訴訟の被害者原告たち約800人に，判決が命じた金額約27億円，1人当たり約300万円の仮払金を支払っていました。

　そして86年に，国と鐘淵化学の責任を否定した福岡高裁(小倉第2陣控訴審)判決が出された後，被害者たちは最高裁に上告していましたが，87年，最高裁の勧めもあって，被害者たちは鐘淵化学と和解をしたのです。

　このとき国に対する訴えを取下げ，国もこの取下げに同意しました。訴えの取下げには相手の同意が必要ということになっており，訴えを取下げると，裁判は初めからなかったことになると定められています。そのため，相手からもらったお金があれば返さなくてはならないのですが，国も，事件早期解決のため訴えの取下げに同意し，仮払金返還請求権はあるものの，被害者は生活費や治療費に使ってしまっているので事実上取れないだろうとして，8年間も督促状を送るだけで放置してきた

第1章　ダイオキシンを食べた人たち

> **＊自然債務**　法律用語。債務とは，他人に対して一定の給付や行為をする義務のことである。相手の立場から見た場合を債権という。債務を果たさない人に対しては，裁判所に訴えて履行を強制することができる。借金を返さない人には，給料の差押え，家を明け渡さない人には，明渡しの強制執行などができる。自然債務とは，債務者が弁済することはできるが，債権者側から訴えを起こしたり，強制執行をすることはできない債務のこと。

のです。

当時訴えを取下げた原告たちは，弁護団から，形式上返還義務があっても，強制的に取り立てないという"自然債務＊"になったとの説明を受けていたそうです。

ところが和解後10年近く経過して時効が迫ったとき，国は被害者に対し，一斉に仮払金の返還を要求し始めたのです。油症のため身体が弱く働けない人は，収入がなく治療費もかかるため，つらい生活を送っていましたし，当時子どもだった被害者には，親から被害事実を知らされていない人，知らずに結婚した人もありました。

こうした人たちに対する突然の仮払金返還要求は，困窮している被害者をさらに追いつめるものでした。明石昇二郎氏の『黒い赤ちゃん』によれば，月9万円の年金の中から毎月6万円も返還していた人もあり，自殺した人もあるとのことです。

悲惨な被害を受けた人々が，本来責任を負うべき国によって，さらに追いつめられていると批判されています。

カネミ油症発生11年後の1979年，台湾でカネミ油症同様，油にPCBが漏れた事故が起きました。こちらは「台湾油症」と呼ばれています。「台湾油症」は，カネミ油症と違って，アメ

リカの研究機関も被害調査をしており、2003年6月には、「台湾油症」の男性の精子が減少していたという報告も出されているのに、肝心のカネミ油症被害者は、国の調査も被害救済もないまま、今日まで30年以上放置されているのです。ただし「台湾油症」の被害者がどのような補償を受けたかははっきりしていません。

　2003年11月、東京で開かれた「カネミ油症35周年宣言集会」に寄せられた多くの患者のメッセージを読むと、本当に胸が痛みます。

　ある女性は、『長い一人ぼっちの戦い』と題して長い文を寄せておられるので、少し引用させていただきます。彼女は当時母乳を飲ませてはいけないという情報も得ていなかったそうです。

「昭和43年10月に子供が産まれた。この子は事件がおこった時には胎児でした。うぶ湯につけてもらい、子供を見るとラード油が顔、まゆ、髪にびっしり付いて赤黒いあかちゃんでした。日にちがたつにつれてますます黒くなり、今で言う黒い赤ちゃんでした。あまりにも黒いので「カネミ油におおて黒いじゃない」と主人に言うと、「わしが黒いけーわしに似たんよー」と言い」「今おもえば、家族全員油症にかかって真っ黒になっていた。とびぬけて娘だけは黒さがちがっていた。それから2年後に息子が生まれた。その子は、生まれたときは白かったけど、やはり油症にかかっていて、黒くなりました。年々娘の黒いのが気になり、まさか自分の病気がカネミ油のせいでこんな体になり、油で被害者がこんなにたくさんおられるとは思いもより

ませんでした。」「主人はメニエル氏病で時々めまいをおこし，かゆみの強いヒフ病になやまされ，私は子供が産まれてまもなく，てっぽう水便と多尿が日に35回ぐらい出て，水分を体が受け付けなくて一ぱいの水を飲んでも，2～3回もトイレに行って，尿もれとだんだんと体が弱くなっていった。」

　また別の女性は，『病気の身体に振りかかる仮払金返還』と題し，「油症発生時，夫，子供4人の6人家族であった。採血を嫌い検診を受けなかった長男を除き，5人が認定された。発生時，塩素ニキビ，目脂（めやに）に悩まされたが，その後子供たちは脱毛，弱視，胃腸病等，病弱な状態が続いた。夫も腸の病気を繰り返し，自分は目脂の手術を数回している。子宮ガンの手術もし，数年前から歩行が困難になり現在は座りきりの生活になった。長女は油症同士の結婚だが，夫が骨の病気になり数年前左足を切断，昨年右足を切断した。長女の体調も悪いが働いて生活を支えている。次女は油症を言わずに結婚したが，仮払金の請求から発覚し，離婚は免（まぬが）れたが子どもは生めない状況にある。三女は結婚後，流産を繰り返し，現在乳がんの疑いで通院中である。このような状況に仮払金問題が生じ，苦しみが増している。仮払金は，子供が小さいときに受けているが当時家族全員の治療，手術，入院費，裁判費用等に使い果たしている。治らない病気を抱えながらの体に仮払金返還は，自殺せよ，と言われているようなものである。子供に仮払金返還を残しては自殺も出来ない状況である。」と苦しい状況を書いておられます。

　国会は2003年，食品安全基本法を制定し，食品衛生法を改正

するなど，食品安全行政に積極的に取り組む姿勢を示したのですから，このとき同時に，カネミ油症被害者支援対策特別措置法などの法律も作るべきだったと思います。早急に被害者救済の法整備が求められているのです。

　5　実はダイオキシンだった！

　カネミ油症はPCB混入による事故と考えられてきましたが，九州大学カネミ油症治療研究班の増田義人氏や長山淳哉氏らの研究で，ダイオキシン*中毒であることも判明しました。増田氏と長山氏は，ともに，この経緯を，「止めよう！ダイオキシン汚染　関東ネットワーク」が出版した『今，なぜカネミ油症か』という本の中に詳しく書いておられます。
　その記述によれば，1972年ころには，油症患者の血液から，微量のPCBを分析する方法が開発され，血中濃度を診断基準にすることができた。その後1985年頃から分析機器が非常に発展してきたので，カネミライスオイルそのものや，患者の脂肪組織・血液などに存在するPCDD(ポリ塩化ジベンゾダイオキシン)・PCDF(ポリ塩化ジベンゾフラン)・PCBを異性体別に定量分析し，全体としての毒性の強さ(TEQ)求めることができるようになった，とのことです。
　増田氏は，「油症は，PCDFによるダイオキシン毒性物質の中毒であると考えることができる。」と書かれ，さらに「ライスオイル及び患者の脂肪組織，血液には，中毒を起こすには十分な濃度のTEQが存在して」いるとも書かれています。

第1章　ダイオキシンを食べた人たち

> *ダイオキシン　ダイオキシンは，以前，ベトナム戦争で使用された枯葉剤に含まれていた不純物として有名になった。現在では，狭い意味のダイオキシン（PCDD・ポリ塩化ジベンゾダイオキシン）だけでなく，ポリ塩化ジベンゾフラン（PCDF），コプラナー PCB の三種を指しており，ダイオキシン類と総称する。
> 　どれもカメノコといわれるベンゼン環に塩素がついた形をしている。塩素の数やつく位置により，たくさんの種類がある。これを異性体という。PCDD には75種類，PCDF には135種類，コプラナー PCB には12種類，全部で222もの異性体がある。
> 　異性体により毒性の強さが異なるので，最も毒性の強い2，3，7，8-TCDD（四塩化ダイオキシン）の毒性を1とし，他のダイオキシン類の毒性を換算する数値が WHO などにより設定されている。2，3，7，8に比べて1万分の1の毒性とされているダイオキシンもあるが，環境中に1万倍残留していれば，毒性は同じということになる。このようにして換算し合計した値を TEQ という。
> 　ダイオキシンのような汚染物質の場合は，耐容一日摂取量（TDI）という言葉を使用する。これは人が一生涯（大体70歳）とり続けても害の出ない量とされている。体重当たりで表記する。WHO（世界保健機関）は，TDI を1〜4ピコグラム／kg／日，つまり1日体重1kg 当たり1〜4ピコグラムと勧告し，日本ではこれに従い，4ピコグラム／kg／日と定めている。体重60キログラムの人なら，240ピコグラムまでになる。ピコグラムとは，1兆分の1グラムのことである。
> 　なお EU 科学委員会では14ピコグラム／kg/W（週）という考え方を採用している。一日当たりに換算すると2ピコグラムとなる。

　増田氏は，同じ本の中で，福岡の油症被害者の現在のダイオキシン濃度について，「一般人の濃度の20〜30倍程度である。体内に摂取された毒性物質 PCB 及び PCDF が30年間以上も残留していることは驚異の事実である。」とも書いているのです。

　ダイオキシン摂取という観点から油症認定基準を見直す，と厚生労働省が公表したのは，なんと事故から34年もたった2002年になってからでした。

油症前　流産　死産　　　　　　　　油症後　流産　死産

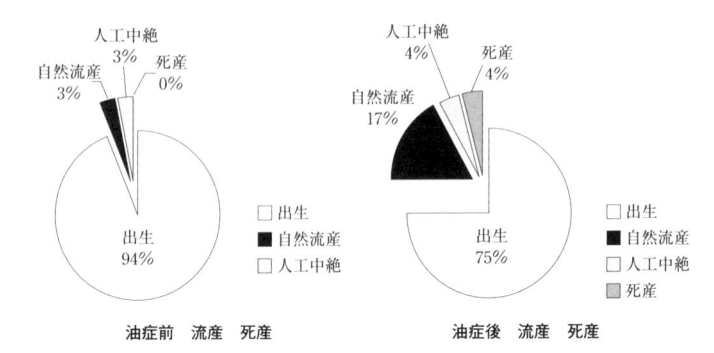

『カネミ油症女性被害者健康実態調査・中間報告』(カネミ油症被害者支援センター)より

　最も毒性の高い 2, 3, 7, 8 TCDD(四塩化ジベンゾダイオキシン)というダイオキシンは，国際がん研究機関によって，人に対する発がん物質であるとされ，また一般にダイオキシン類は，内分泌かく乱化学物質，いわゆる環境ホルモン(97ページ参照)であるとされています。

　1976年，イタリア・セベソで起きた農薬工場爆発事故により，地域住民がダイオキシンにより汚染されたことがあります。後の調査では，77年から84年までに生まれた子どもの男女比が偏っていることが示されています。

　そのため，「止めよう！ダイオキシン汚染　関東ネットワーク」が中心になって設立した，カネミ油症被害者支援センターは，2003年，被害者には生殖に関する異常が起きているとみて，女性被害者59名(うち認定患者50名)に対する健康実態調査を行い，その結果を公表しました。同センターの報告書には以下のような，驚くべき結論が書かれています。

　・油症女性の約半数(29人)に何らかの生殖障害があった。特

に20歳代に油を摂取した被害者の大多数に子宮内膜症など多様な生殖障害が発現
・乳幼児期，子ども時代のPCB／ダイオキシン類の摂取が数十年後に生殖障害などとして現れている
・油症被害後の妊娠(84件)の約4分の1 (20件)は流産・死産・人工中絶

こうした生殖障害は，被害者個人の健康と同時に，次の世代の健康にも重大な影響を及ぼすもので，いわゆる環境ホルモン問題の本質にかかわっています。センターでは今後男性被害者への聞き取り調査も予定しています。

カネミ油症被害者支援センターでは，複数のメンバーが，交流と現地調査のため長崎県などを訪問し，水俣病の救済にかかわっておられる原田正純熊本学園大教授の協力も得て，多くの患者から直接聞き取りを行っています。こうした活動が報道されることにより，未認定患者も名乗りを上げるようになりました。

国や現在の油症治療研究班は，油症被害者の症状はどんどん薄くなってきていると主張していますが，原田教授は，「ある時期に経験したものを一つの基準として病像を作ってしまった。いつの間にかそれが固定化されて，新しい事実をむしろ無視したり切り捨てるような役割を果たしてしまったことが，医学の失敗だ。」「いま必要なことは，生活状態，経過，病気の状態，症状の経過を徹底的に聞き取ることだ。」(Yusyo support center News No. 6., 2004. 1)と述べています。

しかし国こそ，水俣病や大気汚染などの被害者を救済するた

めに制定された公害健康被害補償法を手本にし，カネミ油症被害者の尊い犠牲を無駄にしないよう，徹底した調査と救済にあたるべきだと思います。

なお，全国の女性弁護士の呼びかけにより，1998年に発足したダイオキシン・環境ホルモン対策国民会議は，翌99年6月，ダイオキシンによる食品汚染についてのシンポジウムを開催し，カネミ油症被害を教訓に，食品汚染を防げと提言をし，2003年には，食品のダイオキシン汚染についてのブックレットも発行しました。

6 PCBの規制へ

カネミ油症被害者の悲惨な事故を教訓に，1972年，食品中に残留するPCBの暫定規制値が設けられました。このときの通知には，食品の汚染がこの水準まで許されて良いというものではなく，あくまでもPCBは食品に含まれてはならないことに変わりはないという注意書きが付されています。

暫定規制値は，海洋沖合魚介類…0.5，内海内湾魚介類…3，牛乳…0.1，育児用粉乳…0.2，肉類…0.5，卵類…0.2（いずれも単位はppm・100万分の1の濃度）などとされました。

また翌1973年，PCBを規制することを目的にした法律「化学物質の審査及び製造等の規制に関する法律」（略称化審法）が制定されました。この法律は，蓄積性があり，分解しにくく，人に対して長期毒性のおそれのある化学物質を規制するものです。新規に製造または輸入される化学物質の審査をし，蓄積性

が高く，分解しにくく，さらに長期毒性のある化学物質を"特定化学物質"に指定し，製造使用を事実上禁止しました。蓄積性はないものの，分解しにくく，長期毒性の疑いがあるものを指定化学物質とし，製造量などを監視していくこととしたのです。1974年，この特定化学物質第1号に指定されたのがPCBでした。

その後の法改正で，特定化学物質を第1種（高蓄積性・難分解性・長期毒性・2003年末現在13物質）と第2種（難分解性・長期毒性・2003年末現在23物質）に分け，さらに2003年の法改正で，第1種監視化学物質・第2種監視化学物質・第3種監視化学物質という制度を設けました。第2種監視化学物質は，それまでの指定化学物質です。

化審法は世界に先駆けて作られた立派な法律ではありましたが，その後他の国々が法制度を整えてゆくにつれ，野生生物など生態系への毒性を考えない日本の制度は，OECD（経済協力開発機構）加盟国中最低になってしまいました。そこで，2003年に法律を改正して，それまで人に対する長期毒性のみを規制根拠としていたのを改め，魚・ミジンコ・藻類などへの毒性を調べることにより，生態系への影響も含めて，毒性をチェックし規制していくこととしたのです。

しかし，環境中に放出されてしまったPCBの汚染は，急になくなることはなく，南極のペンギンや北極のアザラシなどからも，PCBが検出されています。

2001年5月に，「ストックホルム条約」が締結されました。環境中での残留性が高く，分解しにくく，生物に蓄積しやすい

物質で，大気や水などを通して遠くまで運ばれるおそれのある物質(POPs・残留性有機汚染物質)の廃絶・削減を目指すことにしたのです。この条約を実施するため，まず，PCBを含む12の物質が廃絶・削減対象とされました。加盟各国は，この条約に基づき，PCBの製造，使用，輸出入を原則として禁止する義務が発生することになります。

参考文献
『今，なぜカネミ油症か』(止めよう！ダイオキシン汚染　関東ネットワーク)
『カネミが地獄を連れてきた』　矢野トヨコ著(葦書房)
『黒い赤ちゃん』　明石昇二郎著(講談社)
『食品のダイオキシン汚染・国民会議ブックレット②』　ダイオキシン・環境ホルモン対策国民会議・食品プロジェクト編・著
ダイオキシン・環境ホルモン対策国民会議ホームページ(http://www.kokumin-kaigi.org/)
環境省ホームページ(http://www.env.go.jp/)

第2章　なぜBSEは防げなかったのか
――縦割り行政の弊害と危機意識の欠如――

1 1996年の警告

2001年9月，日本で初めて狂牛病の牛が発見され，"牛肉パニック"が発生し，精肉店も焼き肉屋も，畜産農家も酪農家も，相当大きな打撃を被りました。農林水産省はそれまで，イギリスなどから，牛肉や原因となり得るエサの輸入を禁止しているので，日本で狂牛病が発生するはずがないと言い続けていたのですが，やはり発生していたのです。

その後，狂牛病という言葉は消えて，「BSE（牛海綿状脳症）いわゆる狂牛病」と言われるようになりました。「狂牛病という言葉は有害だから，BSE・牛海綿状脳症というべきだ。」と主張していたのは，アメリカ農務省であると，『アース・アイランド・ジャーナル』1996年夏号が書いています（『海外の市民活動・別冊12』）。

1996年イギリスで，BSEが人にうつる可能性が指摘されたとき，日本の消費者運動の草分け的な存在である野村かつ子さん主宰の海外市民活動情報センターは，「人間にうつる狂牛病とは？　自由貿易と不可分なO157の猛威」と題する雑誌『海外の市民活動・別冊12』（1996年9月）を発行しました。私もその中に一文を寄せましたが，多くは海外で発行されている雑誌の中の，インドの消費者問題・環境問題運動家ヴァンダナ・シヴァ氏や，マーティン・コー氏などの記事の翻訳でした。これらを読むと，BSEの原因とされた肉骨粉製造工場のすさまじさ，効率第一主義の酪農の問題点などが強く身に迫ってきます。

第2章　なぜBSEは防げなかったのか

　たとえばヴァンダナ・シヴァ氏の「狂牛病は工場式畜産の当然の結果」という『サード・ワールド・リサージェンス・1996年』の掲載記事には，最も権威ある解説書として，イギリス，リーズ大学の微生物学者リチャード・レイシー教授の『狂牛病：イギリスにおける牛海綿状脳症の歴史』が紹介されています。

　この本によると，「BSEは普通，脳と神経系を冒す。そして感染した牛が成獣になるまで発症しない。いったん発症すると，急激に痴呆状態になり，死んでしまう。解剖すると，脳が崩壊していて，穴だらけだ。"狂牛病"の医学用語である牛海綿状脳症に「海綿状」とあるのはそのためである。感染した牛は神経質で，震え上がり，ふらふらしている。そのため"狂牛"と呼ばれる。海綿状脳症は，まず羊の"スクレイピー"と呼ばれる病気で知られるようになった。人間に現れた場合には，ドイツの医師たちの名前をとってクロイツフェルトヤコブ病（CJD）と呼ばれている。」とされています。ヤコブ病には遺伝性のものなどもあるので，BSEが原因と思われるものは，変異型ヤコブ病と呼ばれています。

　日本で2001年以後に発見された牛たちには，震えたりする症状は見られなかったようですし，2003年にみつかったBSEには，2歳前で感染している例があったので，成獣になるまで発症しないとは，必ずしも言えないようですが，1996年当時，日本でこういう記事を載せた雑誌が発行されたことは，高く評価されるべきであると思います。

　なぜ牛が狂牛病になるのか，感染経路は何かなどについては，

いろいろな見解がありますが、少なくとも家畜の肉や骨から作る肉骨粉飼料を牛に与えたことが原因の一つであることは間違いないようです。

ヴァンダナ・シヴァ氏の記事には、「レイシー博士の言葉を借りるならば、「草食動物に獣のからだから作った餌を与え、結局、肉食い(共食い)動物にしてしまったことを意味する。もっとも、ほとんどの畜産農家は、飼料が同じ種の家畜のからだから作られていることに気付かなかっただろう」。博士の本は、どのようにして、死んだ動物が動物の飼料へとレンダリング・プラント(脂肪を煮つめて精製する工場、または畜産処理加工処理工場)で変えられていくかを、ぞっとするほど詳しく解説している。」という記載があります。

また同じく「レンダリング・プラントの戦慄(せんりつ)」と題する『アース・アイランド・ジャーナル』1996年夏号の記事には、「アメリカでは286のプラントが密かに、1250万トン余りの動物の死体、脂肪、食肉廃棄物を処理している。」と紹介され、著者が見学した工場では、「イヌ、ネコ、アライグマ、ポッサム、シカ、キツネ、ヘビの死体をはじめ、サーカスの子象の死体、勤務執行中に事故死した警察馬の死体」などが入っていたという記載があります。

問題の本質は効率性だけを追求した畜産や酪農にあるということを、ジュディス・ペレラ氏は、『サード・ワールド・ネットワーク・フィチャーズ・1996年』の中で、「狂牛病とウシ成長ホルモンとの関連」として、「組み換えウシ成長ホルモン(rBGH)を投与された牛は、普通の牛より、もっとエネルギー

の高い飼料を与えなければならない。そこで通常は，動物性脂肪精製飼料の形で肉骨粉を食べさせる。その他草食性の家畜にも同様の形のものを食べさせる。」「組み換えウシ成長ホルモンを投与された牛は，妊娠と乳汁分泌サイクルを人工的に管理されるために，体力の消耗が激しい。そして20年から25年の平均寿命を5年以下に縮めてしまう。」「1930年には乳牛の1日平均の乳量は5キログラムだった。1988年には，1日18キログラムに増えていた。組み換えウシ成長ホルモンを投与することによって，1日22キログラムに増やすことができる。」と指摘しています。このように，日本で発見されたBSE牛の多くが5歳から6歳の乳牛であることは，効率性だけを追求する畜産や酪農と無関係ではないだろうと思われます。

当時レンダリング・プラントに該当する日本語が知られていなかったので，訳者は「脂肪を煮つめて精製する工場」と訳し，肉骨粉という言葉も一般的ではなく，この雑誌では「肉・骨粉」と訳されています。それほど先駆的な情報提供だったのです。

この雑誌の驚くべき内容を読み，さらにWHO（世界保健機関）が，1996年4月には，肉骨粉使用禁止の勧告を出していたこともあって，私は，当時，農林水産省が肉骨粉を法的に禁止したと，おろかにも思いこんでいました。

ところが実際は，農林水産省から各都道府県などに対し，肉骨粉を配合飼料に使用しないよう指導を求めるだけの"行政指導"という名の一片の通知を出したに過ぎず，末端の畜産農家や酪農家にまったく伝わっていなかったのです。このこと

は，1例目の BSE 牛が発見された後，農林水産省自身が認めて，世に知られるようになったのですが，当時テレビ局の取材を受けた酪農家が，「肉骨粉という言葉を初めて聞いた。」と答えていたのが，まさしく，何も知らされていなかったことを象徴しています。

2　BSE とは何か

　原因（病原体）は異常プリオンたんぱく質（たんぱく質の一種）で，牛や水牛，めん羊などの反すう動物に感染します。2年以上の長い潜伏期間の後，行動異常，運動失調等の神経症状を呈し，発病後2週間から6ヶ月の経過で死に至るとされていますが，2003年11月に日本で発見された9例目の牛は，1歳9ヶ月の若い雄のホルスタインでした。

　異常プリオンは脳，眼，せき髄，回腸遠位部（かいちょうえんいぶ）などにたまるので，そうしたところを危険部位と呼んでいますが，血しょうたんぱくを使用した代用乳（牛の人工ミルク）が，BSE の原因とする説もあるので，もしそうであるとすると，血液が危険性を含む可能性も否定できないということになります。

　世界的にみると，北アイルランドを含む英国が最大の発生国で，1991年以降だけでも15万頭以上の BSE 牛が発見されており，ヨーロッパ諸国もフランス・ドイツなど多くの国で発生しています。2001年にはカナダでも発見されました。オーストラリアでは発生報告がなく，アメリカも発生しないと主張していましたが，2003年12月，カナダから輸入され，ワシントン州で

第2章 なぜBSEは防げなかったのか

日本の消費者のみなさま、米国産牛肉についてお伝えしたい事実があります。

新聞紙上をにぎわしているBSE(狂牛病)、それが及ぼす、みなさまの食生活への影響に対しては、
私ども米国畜産業界も少なからず心を痛めております。
1980年代半ばに、イギリスでBSEが発生して以来、米国では、徹底的な措置を講じてきました。
その事実に基づく正しい情報を、私どもの責任として日本の消費者のみなさまにお伝えいたします。

米国では、BSE(狂牛病)は一例も発生していません。

◎米国農務省主任獣医は、米国ではBSEの発生は
　全くない事を証明しています。

◎安全を確保するため、米国農務省動植物検査局はBSEを
　常時監視していますが、その検査件数は国際獣疫事務局の
　基準の5倍にのぼっています。

◎米国では、ここ11年間、BSE監視システムを導入し、
　発生防止に努めています。

◎米国政府は1997年より肉骨粉の牛への供餌を
　法律で禁止しており、BSEの感染を断っています。

◎米国農務省食品安全検査局は、食肉処理の前と後に
　全頭に対して厳しい検査をしています。

◎米国では穀物肥育を行い、月齢30ヵ月前に処理されています。

◎米国農務省、食品医薬品局、疾病防疫センター
　および畜産業界は、互いに連携しあって、
　これからもBSEの発生を徹底して防いでいきます。

牛海綿状脳症に関する米国農務省の見解

私、アルフォンソ・トレスは、牛海綿状脳症(BSE)に関する米国の家畜の
健康状況について、以下の通りであることを保証いたします。

米国は10年以上にわたり、積極的な監視プログラムを推し進めてきました。米国の監視プログラムは、
国際獣疫事務局(OIE)が設定している国際ガイドラインを上回っています。開始以来、米国内で1頭の、
BSE、ならびにその他のいかなる感染性海綿状脳症TSEとも証拠も見つかっておりません。

BSEは法律に関して、米国は、あらゆる国際ガイドラインに対し、あるいは、これらのガイドラインを
上回っています。

米国農務省 主任獣医官　アルフォンソ・トレス

米国大使館

USDA
米国農務省

米国産牛肉を、今日も安心してお召し上がりください。

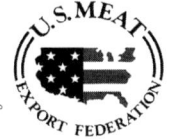

U.S. MEAT EXPORT FEDERATION

米国食肉輸出連合会(USMEF)
http://www.usmef-ja.org

アメリカ農務省と食肉輸出連合会の広告(「朝日新聞」2001年10月14日)

飼育されていた6歳のホルスタイン1頭が感染していることが確認されました。

　アメリカ農務省(USDA)と食肉輸出連合会(USMEF)は，2001年10月14日連名で日本の新聞に全面広告を出し，「米国ではここ11年間，BSE監視システムを導入し，発生防止に努めている」「米国政府は1997年より肉骨粉の牛への供餌を法律で禁止している」ので「米国では，BSE(狂牛病)は一例も発生していません。」と大々的に宣伝していました。しかしアメリカでは2001年10月2日に，シカの海綿状脳症(慢性消耗病・CWD)が発見され，農務省は緊急事態を宣言していたのです(2001年10月3日付朝日新聞)。またEUでは，以前から危険部位を取り除いた肉しか輸入を認めていなかったとの報道もありました。アメリカは肉骨粉を法的に禁止してはいますが，日本やヨーロッパ諸国のような検査をしていませんし，飼育・流通記録の整備もしていません。

　日本政府は合同調査団をアメリカに派遣して調査させた結果，2004年1月19日，アメリカとカナダの食肉関連産業の統合が進んでいること，アメリカが1997年8月から実施している肉骨粉の使用制限の実効性に問題があることなどから，アメリカ産牛の安全性は確認できないと報告しました。

　異常プリオンは，最初，羊のスクレイピーとして知られ，この羊の死骸が肉骨粉に加工されたため牛にも伝わったのだろうと推測されましたが，スクレイピーとBSEはプリオンの形が違うという説もあります。BSEは腸管出血性大腸菌O157のような感染症ではなく，異常プリオンを含む肉の部位を食べた場

合だけ人に発症するとされています。しかし，医薬品や化粧品などに，牛の胎盤その他の部位が使用された場合，直接人の体内に入りBSE伝染の可能性を否定しきれないということで，食用部位よりさらに広く使用が禁止されているのだそうです。

　イギリスのリチャード・ノース博士という方が，日本で講演し，BSEは肉骨粉だけが唯一の原因であるとするのは無理があると述べ，「複合的要因としては，エサの残留農薬，殺菌剤，栄養不良に関連した補助食品，特に微量栄養素などの影響が上げられ，特にマンガンなどの重金属などの可能性が疑われている。」と主張しておられるそうです。食肉処理場で危険部位を扱っている人々や，牛を飼っている人々，BSE牛の診察をした獣医師など，異常プリオンに最も多くさらされる機会の多い人から発生していないので，BSEと人クロイツフェルトヤコブ病は別の病気だとし，ベジタリアンでクロイツフェルトヤコブ病を発症したことがあるとも述べているようです。

　なお牛の母子間では垂直感染を起こすという説もありますし，2003年にはイタリアやフランスでも，遺伝子の型が異なる新しいBSEが見つかっているので，さらに感染経路などを慎重に調査する必要があります。

　イギリスでBSEが人にも感染するという報告があった1996年，日本の厚生省も研究班を設けて，クロイツフェルトヤコブ病に関する緊急調査をしました。ところがこの調査の結果，驚くべきことが明らかになったのです。それが"薬害ヤコブ病"です。当初は，酪農や畜産，あるいは牛肉を摂取することにより発病していないかを調査するはずだったのですが，調査項目

の中に手術を加えたために、手術によるヤコブ病が発見されたのです。原因はヒト乾燥硬膜(こうまく)移植というものでした。交通事故などで脳に傷害を受けた場合、開頭して硬膜を移植するという治療法がありますが、移植された乾燥硬膜が異常プリオンに汚染されていたのです。硬膜は死んだ人の脳が原料で、通常は病院から入手するのに、ドイツのB・ブラウン社という会社が製造した乾燥硬膜(ライオデュラ)は、死因の不明な法医学施設から入手した硬膜が含まれており、しかも多くの乾燥硬膜製品を同じ袋に入れて保管するという方法もとられていました。硬膜を採取された死者の中に、クロイツフェルトヤコブ病を発症した人がいたので、その異常プリオンが他のたくさんの乾燥硬膜製品に移ったのです。

薬害ヤコブ病は世界中で発生しましたが、アメリカFDA(食品薬品局)は、すでに1987年、汚染された可能性のある硬膜の破棄を警告し、ライオデュラの輸入を禁止しました。またWHOも、97年には、ヒト乾燥硬膜の使用をやめるべきと勧告しています。

日本では、BSE関連で特別調査を行なうまで、手術などの医源性ヤコブ病があったことに気づきませんでした。

2003年8月時点で厚生労働省のヤコブ病委員会が正式に認めた日本の硬膜移植ヤコブ病患者は、97人にも上っており、世界で最大の被害者を出しています。

被害者や遺族は、97年9月から、国、病院、B・ブラウン社や、ライオデュラの輸入代理店などを被告として、東京地方法裁判所や大津地方裁判所に、損害賠償請求訴訟を起こしました。

第 2 章　なぜ BSE は防げなかったのか

　2003年3月25日、2つの裁判所で、国やB・ブラウン社などと和解が成立し、厚生労働大臣は、「過去における国の対応に不十分な点があり、原告の方々を始めとする被害者の方々が物心両面にわたって甚大な被害を被り、極めて深刻な状況に置かれるに至ったことにつきまして、厚生労働大臣として深く反省し、衷心よりお詫び申し上げます。」という趣旨の談話を出しました。

　ヤコブ病は、BSEの牛と同じように脳がスポンジ状になり、急速に痴呆が進む病気で、最後には自分で身体を動かしたり、話すこともできなくなるそうです。しかも感染してからの潜伏期間が5年から10年と長いのですが、発病すると1、2年で死に至る恐ろしい難病とされています（『薬害ヤコブ病』）。

　ヤコブ病のホームページによると、訴訟を起こした原告も解決を待たず次々に亡くなっていますが、葬儀を依頼した際に、①遺体に触れることを嫌がる、②火葬を先にさせる、③早く納棺させたりすることが再々あるなどの差別を受けているのだそうです。患者の家族会と経済産業省は、葬儀社の組合に対し、「薬害ヤコブ病」について、通常の日常生活では感染しないなどの正しい知識等の普及・啓蒙・指導を要請したそうです。手術が原因でひどい病気にさせられ、亡くなってまで差別されるのでは、患者や家族は悔しい限りだと記載されています。

　薬害エイズ（後天性免疫不全症候群）事件が社会問題になっている時期に、こうした問題も発生していたのです。日本という国は、大企業の利益を優先し、一人一人の国民の被害を防いでくれないひどい社会ではないでしょうか。

3 その後の法規制

　BSE 牛発見後の2001年10月，農林水産省は，肉骨粉を牛に与えることを防ぐため，国内での肉骨粉などを含む全飼料・肥料の製造・出荷の一時停止を飼料メーカーなどに要請し，さらに飼料安全法（飼料の安全性の確保と品質の改善に関する法律）に基づく成分規格を改正して，肉骨粉・肉粉・臓器粉など動物性たんぱく質について，製造・販売だけでなく，農家段階での使用も禁止しました。しかし，翌11月には，豚・馬・鶏を原料とする血粉や血しょうたん白，フェザーミールなどについては，豚と鶏の飼料として利用して構わないことに再改正しました。

　その後2002年6月，牛海綿状脳症対策特別措置法が制定され，ゼロ月からの全頭検査が義務づけられ，牛の頭部（舌及び頬肉を除く），せき髄，回腸（盲腸との接続部分から2メートルの部分に限る）を特定危険部位として焼却処理するよう義務づけたのです。

　その後2004年1月，厚生労働省は，食品安全委員会などの意見を聞いて，食品衛生法に基づき，BSE 発生国の牛肉で消費者に販売されるものについて，せき柱を除去しなければならない，とする規則を定めました。牛骨エキス（骨を煮出して濃縮したもの），牛骨油（骨から抽出された油脂），ゼラチン（牛骨や牛皮などを酸やアルカリ処理をして製造するもの）も，BSE 発生国のせき柱を使用したものは製造・販売できなくなりました。2004年1月21日付の日本経済新聞によると，すでにアメリカか

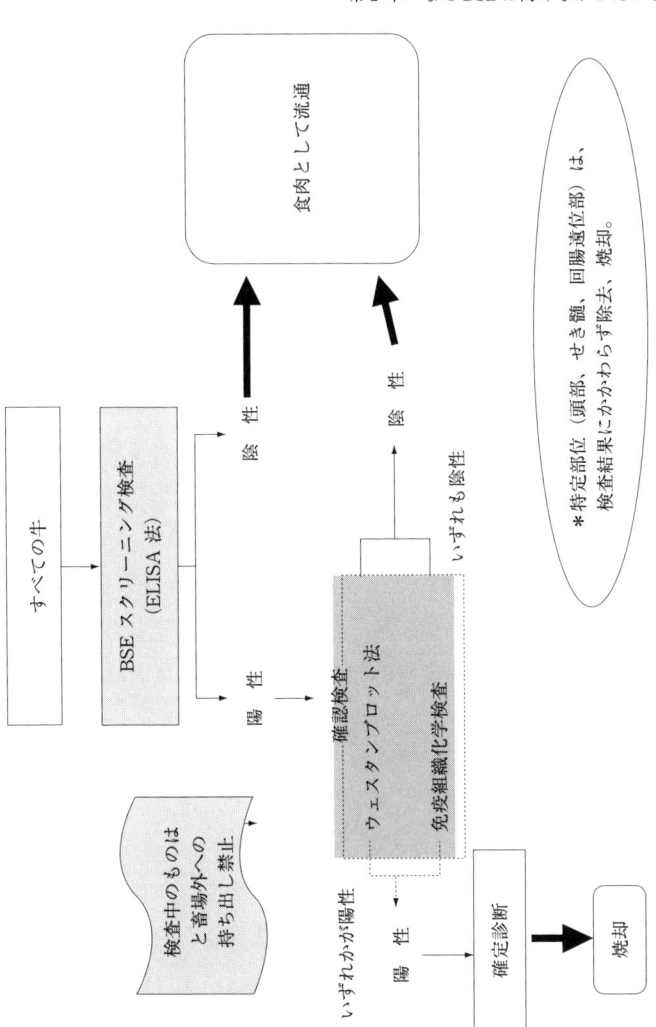

第2章 なぜBSEは防げなかったのか

```
すべての牛
   ↓
BSEスクリーニング検査
   (ELISA法)
   ├─ 陰性 → 食肉として流通
   └─ 陽性
        ↓
      確認検査
      ・ウェスタンブロット法
      ・免疫組織化学検査
        ├─ いずれも陰性 → 食肉として流通
        └─ いずれかが陽性
             ↓
           確定診断
             ↓
           焼却

検査中のものは
と畜場外への
持ち出し禁止
```

と畜場における牛海綿状脳症(BSE)検査フロー(参議院厚生労働委員会調査室資料)

＊特定部位（頭部、せき髄、回腸遠位部）は、検査結果にかかわらず除去、焼却。

ら牛エキスや加工品などが726トンも輸入されていたことが確認されたとのことです。

また2003年7月には，BSE発生防止対策に万全を期するためとして，飼料安全法を改正し，法規制の対象動物に，従来の牛・豚・鶏・うずら・みつばち・ぶり・まだい・ぎんざけ・こい・うなぎ・にじます・あゆの他，牛と同じく反すう動物である，めん羊・山羊・しかを追加しました。これら追加された家畜についても，牛と同じ動物性たんぱく質飼料を与えることが禁止され，さらに牛・めん羊などの飼料には，魚粉など魚のたんぱく質を原料とする飼料を使用しないこと，とする省令改正もなされました。

さらに2003年6月，いわゆる牛肉トレーサビリティ法(牛の個体識別のための情報の管理及び伝達に関する特別措置法)が制定され，以下の施策が実施されることとなりました。

①牛の出生届・輸入届(生年月日・輸入年月日・雌雄の別・母牛の識別番号など)

②農水大臣による届け出受理と個体識別番号の決定と通知

③牛の両耳に識別番号を表示した耳標(タグ)を着ける

④牛個体識別台帳(農林水産大臣)作成

耳標は取り外しが禁止され，牛を譲渡するときにも着けていなくてはならないし，食肉にするため処理したときは，処理の年月日や処理場の名称なども農林水産大臣に届け出ることとされています。これにより枝肉，部分肉，精肉と加工流通の段階すべてで，個体識別番号が表示され，帳簿に記載されることになったのです。

この法律の施行により，牛の生産流通履歴を把握することが可能となり，BSE に感染した牛がみつかった場合も，どの農場でいつ生まれたかなどがすぐ分かる仕組みができたことになりました。しかし非常にコストのかかる仕組みで，農林水産省は当初約80億円もの予算をつけました。

　なお，食肉処理場に運ばれる前に死亡した牛の全頭検査はまだ実施されていませんので，BSE 発生の全貌が把握されているわけではありません。死亡牛の全頭検査を実施すれば日本でも100頭程度の BSE 牛が発見されるのではないか，と主張する人もあります。

4　BSE 問題調査検討委員会報告

　日本における BSE 対策は，未然防止ではなく後手後手に回ったものでしたが，これを批判したものが，『BSE 問題に関する調査検討委員会(BSE 調査検討委員会)報告』でした。

　BSE 発生を受けて，2001年11月，厚生労働大臣と農林水産大臣の私的諮問機関として，BSE 問題に関する調査検討委員会が設置され，2002年4月，この報告書が公表されました。この委員会は，獣医学者3名，ジャーナリスト3名，消費者団体役員2名，その他2名で，産業界，農業者，政府関係者を含まない第三者的な立場の委員で構成されていました。報告書によれば，この委員会の審議及び資料はすべて公開とし，資料や発言者の氏名を記入した議事録もホームページで公表したのです。また報告の作成はすべて委員主導で行ったので，委員会の持ち

方も評価の対象となる初めての試みとされています。

　実は同時期に，化学物質安全対策に関するNPO団体等との意見交換会が，厚生労働省化学物質安全対策室長の私的諮問機関として設けられていたのです。こちらは意見交換会委員全員が女性のNGO（非政府機関・市民団体）メンバーと，国民生活センター職員だけによる構成で，私が座長をつとめ，検討経過の全部公開，報告書はすべて委員の分担作成という画期的な委員会でした。BSE調査検討委員会より一足早く，2001年3月に報告書を公表しており，初めての試みというのは，むしろこちらの意見交換会の方が先だったのですが，『BSE調査検討委員会報告』の陰にかくれて，残念ながら，ほとんど注目されることはありませんでした。

　BSE調査検討委員会は，WHOの肉骨粉使用禁止勧告が農林水産省にきちんと伝わらなかったこと，正式な勧告が出された後，再審議することになっていたのに，結局2001年3月まで再諮問されなかったこと，EU，アメリカ，オーストラリアなどが次々に法的禁止措置をとっていく中で，農林水産省は適切な対応をとらなかったことなどを批判しています。

　特に批判されたのは，EUのBSEステータス評価（BSE発生の危険度を評価するシステム）に関する対応です。EUの科学委員会は，1998年，加盟国やEUへの牛肉輸出国などを対象に，BSE発生リスクを評価する作業を開始しました。日本も輸出国として評価を受けることになり，資料を提出した結果，輸入肉骨粉による侵入の可能性があること，日本におけるBSE防止システムがきわめて不安定であることから，国内でのBSE

病原体増幅の可能性があることが指摘され,「国産牛がBSEに感染している可能性が高いが,確認されていない・カテゴリーⅢ」と結論づけられました。EUの報告書案では,「日本がステータスを向上させるため肉骨粉の給餌(きゅうじ)禁止,特定危険部位の排除,迅速BSE検査などによるアクティブ・サーベイランスの実施」などが勧告されていたということです。これに対し,農林水産省は反発して,リスク評価の中断を要請したのですが,BSE調査検討委員会は,風評(ふうひょう)被害を恐れたためではないかと推測しています。厚生労働省もこのリスク評価の取下げにつき外務省から照会を受けていましたが,農林水産省管轄のエサにかかわるものであり,時間もないという理由で何も意見を出していません。腸管出血性大腸菌O157感染症以後,行政改革会議で,農林水産省と厚生労働省の緊密な連携確保の必要性が指摘されていたそうですが,実際にはまったく機能していなかったということになります。

農林水産省も厚生労働省も,2001年4・5月には,迅速BSE検査や,ウェスタン・ブロット法(2種類の特殊な抗体を用いて電気泳動法により異常プリオンたんぱく質を検出する検査法)によるアクティブ・サーベイランス(実効性のある検査法)を実施しましたが,肉骨粉の禁止と特定危険部位の排除は,BSE発生後にはじめて実施したのです。

第1例目発見当時の朝日新聞(2001年9月20日)に,「牛は農水 肉は厚労」という大きな見出しがありました。牛が家畜でいる間は農林水産省,食肉に加工する段階からは厚生労働省。こんな縦割り行政が鈍感さを招いた。という指摘です。「農林水

産省の役割は家畜のえさの安全性を守ること。人の口に入る食物の安全は厚生労働省の管轄」という行政のありようは，30年以上も前に発生したカネミ油症に対する対応と，まったく変わっていないことを意味しています。

　もし，日本の行政の欠陥は何かと問われたら，私は，迷わず縦割りと後追い・危機意識の欠如と答えるでしょう。牛と肉で管轄が異なるなどということは，一般消費者には理解し難いことだと思います。畜産に限らず，米でも野菜でも果物でも，田畑で栽培している間は農林水産省の管轄，したがって農薬や肥料は農林水産省管轄，市場に出て商品になるところから厚生労働省管轄なのです。食品衛生法の中に，食品営業の許可や食品衛生監視員による営業の監視などの制度がありますが，ここでいう営業には，「農業及び水産業における食品の採取業を含まない。」というただし書きがあります。つまり田畑で米や野菜を収穫すること，海や河川や湖で魚をとることは，食品衛生法上の営業に当たらないので，食品衛生監視員が監視しないことになっているのです。

　日本の官庁の規制が業界ごとに縦割りになっていることは，カネミ油症の時代から批判され続けているにもかかわらず，21世紀になっても"牛は農水省・肉は厚労省"などという対応を続けていたのです。

　『BSE調査検討委員会報告』は第Ⅱ部として，行政の対応の問題点・改善すべき7点を指摘しています。

　①危機意識の欠如と危機管理体制の欠落
　②生産者優先・消費者保護軽視の行政

③政策決定過程の不透明な行政機構
④農林水産省と厚生労働省の連携不足
⑤専門家の意見を反映しない行政
⑥情報公開の不徹底と消費者の理解不足
⑦法律と制度の問題点および改革の必要性

また第Ⅲ部では，今後の食品行政のあり方として，以下の3点を提言しています。

①食品の安全性の確保に関する基本原則の確立
　消費者の健康保護の最優先・リスク分析手法の導入
②食品の安全性の確保に係る組織体制の基本的考え方
③新しい消費者の保護を基本とした包括的な食品の安全を確保するための法律の制定ならびに新しい行政組織の提案

この第Ⅱ部・第Ⅲ部の提言が，新たな食品安全基本法の制定と食品安全委員会設立につながったのですが，この点は第5章において触れます。

しかし一言この報告について私見を述べさせてもらえば，本当に必要なことは，事業者と行政担当者が危機意識をもつことであって，制度の改革ではない，ということです。制度を変えなくても，担当者が，危ないのではないかという外部の指摘を素直に受け入れ，素早い対応をとっていれば，たいていの事故は防げるのではないでしょうか。

2003年に設立された食品安全委員会を巡る動きを見ていると，なおさらそのように感じられてなりません。

5 　真の解決策は何か

　15年ほど前，弁護士会の活動として畜産関係の法律の解説書を出版したときのことです。実際に畜産現場を見学したいと思い，何か所か見せてもらったことがありますが，一番印象に残ったのが"老廃牛"でした。昨今新聞などでは"廃用牛"と言っており，『海外市民活動・別冊12』で引用したジュディス・ペレラ氏の文章では"バーン・アウトした牛(燃え尽きた牛)"という言葉が使われています。

　つまり乳用牛として牛乳を搾(しぼ)りとった後，乳量が下がって経済的に合わなくなった牛のことです。見学した肉牛肥育農家では，この老廃牛を安く買い，肉牛に変換させて出荷していました。私はそれまで人の食べる牛は黒か茶色の牛だと思っていたので，白黒のホルスタインを食べている事実を初めて知ってびっくりしましたが，老廃牛を肉牛にする方法に，もっとショックを受けました。乳牛は草をたくさん食べさせると乳質が良くなるのですが，脂肪は黄色くなるのだそうです。そこでまず絶食させて黄色い脂肪を落とし，その後，とうもろこしなどの濃厚飼料を与えると，全身にきれいなシモフリが入る，と説明されました。その肉は郊外型のファミリーレストランなどで，安いステーキなどになるとのことでした。

　この牛は乳牛だから当然雌牛ですが，雄牛は牛乳を出さないし，人工授精がほとんどなので最初から肉牛になります。雄牛は肉が固いので，柔らかくするため去勢して男性ホルモンにさ

らされないようにし，場合によってはさらに女性ホルモンを投与します。日本では天然型の女性ホルモンですが，アメリカは合成ホルモンを使用しています。

EUは合成ホルモン使用を認めていないので，アメリカのホルモン使用牛肉の輸入を認めず，アメリカとの間で"ホルモン戦争"と名付けられた貿易摩擦を繰り広げています。WTO（世界貿易機関）はアメリカの苦情申立を受けて，EUの主張を，不当な貿易上の差別であると決定をしましたが，EUは自分の立場を崩そうとしていません。

日本もEUと同じように，合成ホルモンを使用していないのですから，ホルモン牛肉の輸入を禁止すれば良さそうなものだと思われますが，ホルモン薬剤成分の残留基準を設定して，基準値以内であれば輸入を認める，ということにしているのです。

『海外の市民活動・別冊12』で紹介している，「現代のアニマルファームの恐怖と改革の必要性」と題するマーティン・コー氏の記事（『サード・ワールド・リサージェンス』）は，「飼料の規制だけでことが済むわけではない。近代的集約畜産そのものが再検討され，組み直されなければならない。少なくとも，改革が実行されて当然だ。ニワトリが押し込められている常識を超えた劣悪な状況を防ぐために規制が行われるべきだ。」と書いています。

日本でも，畜産や酪農，あるいは養殖そのものを規制する法律はなく，飼料安全法でエサを，薬事法で動物用医薬品を規制するだけなのです。しかし本来家畜や魚の健康な飼育方法をこそ追求しなければ，問題の本質は変わらず，真の解決とはいえ

ません。毎年厚生労働省が公表している食肉検査の統計は，病気のためと殺(肉にするため殺すこと)禁止になる家畜，と殺してみたが全身重い病気で全部廃棄になる家畜，どこかが病気で一部廃棄になる家畜などがたくさんあることを示しています。豚など，なんと60％は身体のどこかが捨てられているのです。

　牛が廃物利用である牛の肉や内臓を食べて病気になったように，人も健康な食品を食べなければ健康にはなれません。動物性食品の安全性確保は，動物の健康が確保されて初めて可能です。窓もなく，人工的な空調設備の畜舎にぎっしり詰め込まれ，美食と運動不足でストレスだらけに育てられ，病気を防いだり治療するため抗生物質などを与えられ，薬漬け畜産などと言われて育てられる家畜が，健康であるはずはありません。

　2003年以降に発生したコイヘルペスや鳥インフルエンザなども，大量の魚や鶏を密集飼育していることと無関係ではないのではと思います。

　家畜といえども，外の空気を思いっきり吸い，外の景色を眺め，適度な運動をし，適度なエサを食べて暮らす権利があるはずではないでしょうか。ヨーロッパなどには，Animal Right(動物の権利)やAnimal Welfare(動物福祉)を目指す運動もあります。動物の権利を無視して，草や穀物を肉や乳に変換する装置のような扱いをしている限り，第二，第三のBSEが人間を襲うかもしれないと思います。

　私たち消費者としても，ただ安いものばかりを求めるのでなく，動物の健康も考え，抗生物質や薬に頼らない畜産や酪農を，苦労し，工夫し，努力している人たちがいることを知り，その

人たちの商品を買うという方法で報いるべきだと思います。
　一杯150円のコーヒーを高いと思う人はあまりいません。せめて10個200円の卵を高いと思わず，買って食べて見てください。

参考文献
『海外の市民活動　別冊12』(海外市民活動情報センター)
『「狂牛病」何が問題か』天笠啓祐著(かもがわ出版)
『狂牛病の真実』カーリ・ケスター著(インターメディア出版)
『ファーストフードが世界を食いつくす』エリック・シュローサー著(草思社)
『食べ物から広がる耐性菌』　日本子孫基金編(三五館)
『薬害ヤコブ病』井本里士著(かもがわ出版)
厚生労働省ホームページ(http://www.mhlw.go.jp/)
農林水産省ホームページ(http://www.maff.go.jp/)
ヤコブ病ネットホームページ(http://www.cjd-net.jp/)

第3章　遺伝子組換え食品とクローン
　　　──命はどこまで操作できるか──

1 モンサントの全面広告に会う

 1998年1月，私は日本弁護士連合会が行なった，遺伝子組換え食品についてのアメリカ現地調査に参加しました。そして1月22日の朝，アメリカのホテルでもらった新聞「USA TODAY」を開いてみると，そこにこの調査で最後に訪問を予定していたモンサント社の全面広告が掲載されていました。

 そこには「Life begins at 97.」と大きく書かれ，その下に「MONSANTO」の文字と新しいロゴマーク，そして新しいキーワード「Food・Health・Hope」が緑色の文字で印刷されていました。

 モンサント社は，かつてPCBを製造した会社を吸収合併したこともある，除草剤などの農薬を製造販売する化学会社でしたが，その会社が，化学部門を切り離し，ニュービジネス"ライフサイエンス"に焦点を絞ると，誇らかに宣言していたのです。モンサント社は，世界の遺伝子組換え産業のトップメーカーで，世界中に遺伝子組換えの種子を販売している会社です。

 1月23日，調査団は，アメリカ中西部にあるセントルイスに飛び，巨大なモンサント社本社を訪問しました。いかにも手作りといった感じのロゴマークが，入り口の看板に付けられていました。私はその前に，茨城県つくばにある農林水産省の農業生物資源研究所を訪問して，遺伝子組換え作物の実験施設を見学していましたが，一つの企業にすぎないモンサント社の研究施設は，日本という一国を代表するつくばの施設より，規模で

第 3 章　遺伝子組換え食品とクローン

Life begins at 97.

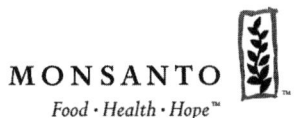

MONSANTO
Food · Health · Hope™

Today marks the beginning of an exciting, new direction for Monsanto. After a 97-year history of success, we have a new business focus: life sciences. A start-up industry that addresses the food and health needs of a rapidly expanding world while recognizing the importance of environmental sustainability.

With breakthrough products and innovative technology, we're dedicated to helping people everywhere live longer, healthier lives. Our company's future depends on it. And by finding the natural links between agriculture, nutrition, and health, we can help make a difference.

At 97, we have a new outlook on life. A better life for our planet.

WWW.MONSANTO.COM

モンサント社の広告(「USA TODAY」1998年1月22日)

も，内容でもはるかに優っていたのを目の当たりにしました。モンサント社では，不純物から眼を守るため，研究施設内ではゴーグルをつけ，廊下の端には緊急用のシャワー装置までありましたが，このようなものも当時の農林水産省の施設にはありませんでした。日本の農林水産省は一体なんのために，あんな小さな施設で，小規模な実験をしているのか，不思議な気持ちがしたのを今でも覚えています。

しかし農林水産省の別の研究所である畜産試験場では，牛に対する遺伝子組換えという，驚くべき実験も見せてもらいました。動物の遺伝子組換えは，顕微鏡下で受精卵に遺伝子を挿入するものですが，牛の受精卵は顕微鏡でも核が見えにくいので，まずネズミで実験し，うまくいったらヤギで行い，最後に牛で実験するとの話でした。

衝撃的だったのは，実験に使用する動物については，しきわらや糞尿を焼却処分するだけでなく，ネズミもヤギも全部焼却処分すると聞いたときです。欧米では，遺伝子組換え食品のことを人造人間フランケンシュタインとフードを合成し，"フランケンフード"と呼んでいますが，まさしくフランケンネズミ，フランケンヤギを作り出そうとしていたということになります。実験動物を焼却するというのは，家畜のアウシュビッツではないかとも感じました。

私は，どのような遺伝子を入れようとしているのか聞いたところ，乳質が良くなる研究で，おいしいチーズを作ることが最終的な目標との説明がありました。人間として他の生き物の生命の設計図を勝手にいじっておいしいチーズを作る，などとい

う実験は,あまりに人間の身勝手で,実験台にされる生き物は許さないのではないかと思いました。

2 遺伝子組換えとは何か

人間でもサルでも,昆虫でも土の中に住む微生物でも,生物はすべて遺伝子をもっています。遺伝子とは親の性質を子に伝えるもので,DNA(デオキシリボ核酸)という物質でできています。DNAは糖とリン酸がらせん状の2本の鎖のような形をしており,その2本鎖の間にA(アデニン),T(チミン),C(シトシン),G(グアニン)という四種類の塩基というものが並んで,はしごのような形を作っているのです。塩基はAとT,CとGが必ず対になっているという性質があり,この塩基の並びに,すべての指令が含まれているので,DNA・遺伝子のことを"生命の設計図"ともいいます。

この塩基が三つで一つのアミノ酸をつくり,アミノ酸が集まってタンパク質を作ります。黒木登志夫氏は,その著『がん遺伝子の発見』の中で,三つの塩基の組み合わせでアミノ酸が決まるという原理を,1960年代のフォークソング「バラが咲いた」を使ってとてもおもしろく説明しておられます。「バラガ　サイタ　バラガ　サイタ　アカイ　バラガ」というカタカナを,ATCGという塩基だと考え,三文字の組み合わせによる単語「バラガ」などを,一つのアミノ酸と考えると,突然変異がわかりやすくなるというのです。「バラガサイタ」のラがカに変異すると「バカガサイタ」となって意味がまったく変化しま

> *イネゲノム・ヒトゲノム　ゲノムとは，生物体を構成する細胞に含まれる全DNAをいう。その構成は生物の種によって違っている。イネは12本の染色体からなり，2〜4万種の遺伝子が備わっていると考えられている。イネゲノム計画とは，イネの遺伝情報，ゲノム構造の解析などを行なって，遺伝子カタログや遺伝子地図などを作る計画のこと。ヒトの場合，染色体は46本ある。ヒトのDNAは全長1.5mから2mにもなり，その中に情報をもつ部分がとびとびに存在しており，情報として働かない部分の方が多い。ヒトゲノム計画は，遺伝子地図を作り，遺伝子情報の解析などを行なって，病気の予防や治療などに役立てようとするもの。

すが，これを点突然変異というのだそうです。

　塩基三つの組み合わせによる暗号を解読する技術が進んだために，これを利用する遺伝子工学が発展しました。イネゲノム*計画やヒトゲノム*計画というものがありますが，これは，遺伝子の地図を作り，どこにどのような情報があるかを探ろうというものです。

　こうした技術が応用されるためには，DNAを切る鋏と貼る糊も必要です。この鋏と糊が制限酵素と呼ばれるもので，これが発見されたため遺伝子工学が飛躍的に発展したのです。

　このような遺伝子組換え技術は，さまざまな分野に応用されており，医薬品であるインターフェロンや衣料用洗剤の酵素などは，すでに大きな市場を作っているとのことです。

3　遺伝子を植物へ入れる

　有用な，利用したい性質（病気に強いなど）を作り出す遺伝子を，別の生物などの長いDNA鎖から切り取り，これをその性

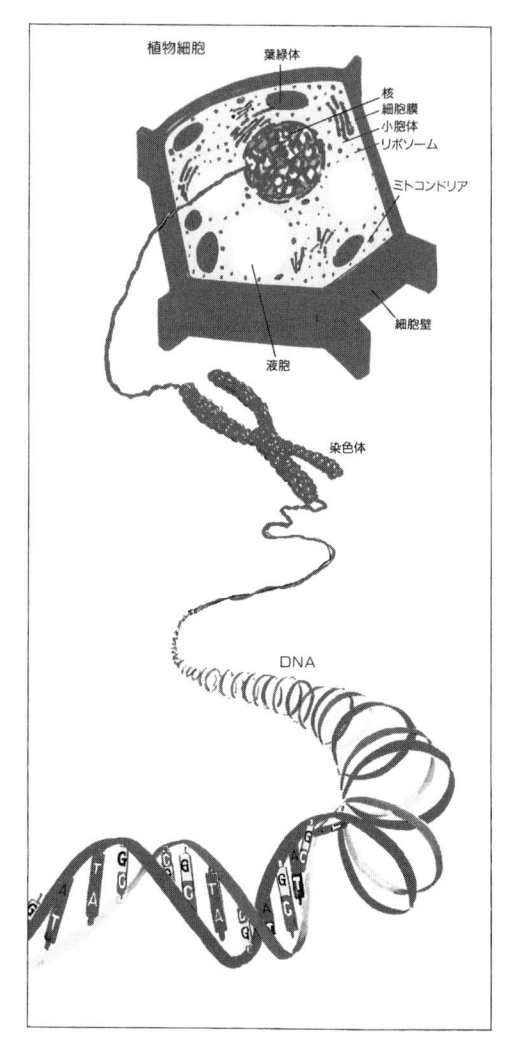

第 3 章 遺伝子組換え食品とクローン

細胞から DNA まで
『くらしのなかのバイオテクノロジー』(農林水産省)より

質を持たせたい植物に入れるのです。DNAを切って、それを別の植物に入れるといわれてもなかなか理解し難いのですが、農林水産省の研究所で、遺伝子銃とカルスというものを見せてもらって、はじめて理解することができました。

最も利用されている技術はアグロバクテリウム法という方法ですが、遺伝子銃(パーティクルガン法)はもっともわかりやすい方法です。切り取った遺伝子を、金などの微粒子にまぶし、これを高圧ガスや火薬で植物の葉などに撃ち込みます。その葉を2種類の植物ホルモンを加えた培養地のシャーレなどに置くと、そこからカルスという小さいツブツブしたものが生えてくるのですが、これは未分化の細胞(受精卵のようなもの)だそうです。葉から生えるカルスは緑色の魚卵のようで、米から生えるカルスは、薄いベージュ色をしていました。

次にこれを、根が生える働きのある植物ホルモンの入っている培地に入れると、そのツブツブから根が生え、次に葉の生える植物ホルモン入りの培地に入れると、葉が生えてきて、一本の植物になるので、これを植木鉢に移して成長させるのです。

アグロバクテリウム法というのは、土壌中にいるアグロバクテリウムという微生物のプラスミド(核外遺伝子)を運び屋として利用する方法です。アグロバクテリウムというのは、木にこぶを作らせる微生物だそうですが、植物に入り込む性質を古い時代に獲得しているので、アグロバクテリウムからプラスミドを取り出して一部を切り、そこへ入れたい遺伝子をつなぎ、このプラスミドを植物の細胞に接触させると、入れたい遺伝子が組み込まれます。こうしてできた細胞を培養して利用します。

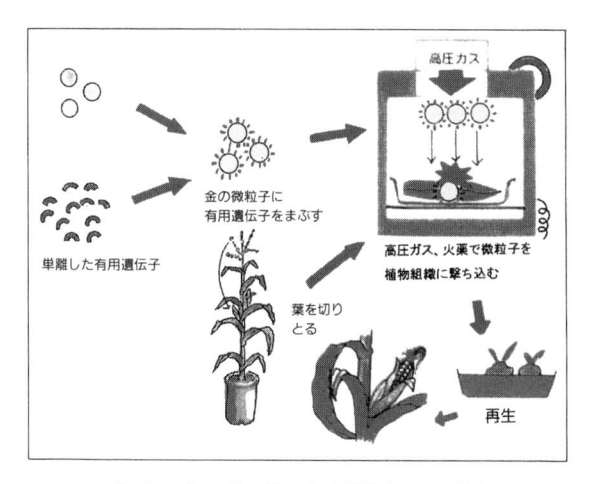

第3章 遺伝子組換え食品とクローン

パーティクルガン法による組換え DNA 技術

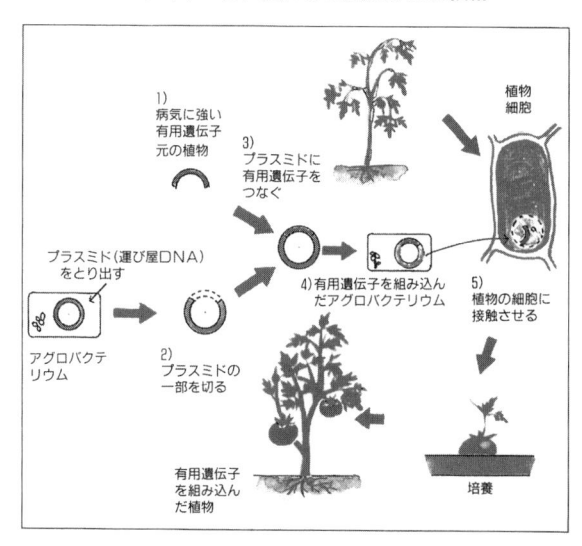

アグロバクテリウムを利用した組換え DNA 技術

『くらしのなかのバイオテクノロジー』（農林水産省）より

入れた遺伝子が植物に本当に入ったのかどうかを確認するため，目印になるマーカー遺伝子というものを一緒に組み込みます。これは抗生物質に強い性質をもたせるための遺伝子なので，種子などを抗生物質液に漬けると，マーカー遺伝子が入っていない種子は抗生物質にやられて死んでしまいますが，生き残ったものは，本来入れたかった遺伝子も一緒に入っているので利用可能と判別できます。

　しかし，抗生物質耐性遺伝子が食品と一緒に体内に入るので，腸内細菌などに移り，病気になっても抗生物質が効かない耐性菌ができるのではないか，という心配があります。

4　食品への応用

　最初に話題になったのは，1994年にアメリカで発売された日持ち向上トマト，フレーバーセーバーでした。これはトマトが熟する酵素ができないようにするものでしたが，このトマトはおいしくないので，アメリカではあまり売れなかった，と聞いたことがあります。アメリカのシェフたちの協会でも，このトマトには反対しました。

　食品への応用では，昭和電工が作った健康食品トリプトファンで，大きな事故も起きています。トリプトファンはアミノ酸の一種ですが，アメリカのように東海岸と西海岸で3時間も時差のある広い国では，時差ぼけを解消し，よく眠れるという効果があったらしくて良く売れたようです。その製造工程に遺伝子組換えが利用されていました。

病原性のない枯草菌に，トリプトファンを作り出す遺伝子を組み込むと，菌の増殖にともなってトリプトファンも作られるという仕組みで，最後にこの菌を洗い流して精製します。その製造工程のどこかで，何らかの理由で，何らかの毒素が生成され製品に混じり込んだのです。

　1988年から89年にかけて，アメリカなどで，約1500人もの被害者が，ひどい筋肉痛や呼吸困難などの症状で苦しみ，死者まで出ました。1万人の被害者が出て，うち38人が死亡した，という情報もあります。

　昭和電工はたくさんの訴訟を起こされ，莫大な損害賠償金を支払わされましたが，製造工程を変更しただけで，なぜ，どのような毒素が生成され，製品に混入したかなどについて調査をしなかったので，詳しいことはいまだに不明です。

　日本にも被害者はいたらしいのですが，日本の場合，株主優待販売だったので，昭和電工の株主しか被害を受けていないと言われています。また当時，事実を把握しているはずの厚生省が公表しなかったので，何人の被害者がいるのか，どういう症状が出たかなども不明です。しかし当時，少なくとも二人の被害者がいるといわれていました。

5　遺伝子組換え食品の現状

　こうして利用されている遺伝子組換え食品は，大きく次の二つに分けられます。
　①遺伝子を組み込んだ生物そのもの（組換え体という）を食べ

るもの

　②遺伝子を組み込んだ生物そのものは食べないもの

　前者はフレーバーセーバートマトのようなもの，後者はトリプトファンのようなもので，添加物の製造に利用されています。

　2003年7月1日現在，日本で販売が認められている遺伝子組換え食品は，以下の55品目です。

　じゃがいも…8品目　　大豆…4品目

　てんさい(砂糖だいこん)…3品目

　とうもろこし…16品目　　なたね…15品目　　わた…9品目

　これを分類すると，以下のようになります。

・害虫に抵抗性をもつようにしたもの

・ウイルスに抵抗性をもつようにしたもの

・除草剤に耐性をもつようにしたもの

・稔性(ねんせい)を回復する性質をもたせたもの

・これらを組み合わせたもの

・オレイン酸の含有量を高めた大豆

害虫抵抗性

　害虫抵抗性をもたせるために，バチルスチューリンゲンシス(BT)という微生物がもっている毒素(BTトキシンというたんぱく質)遺伝子を，じゃがいもやとうもろこしなどにいれてやるというものです。BTという微生物は，昆虫の幼虫が食べると，消化器がボロボロになって死ぬという性質があるので，BT農薬として有機栽培などでも利用されてきたものですが，じゃがいもやとうもろこしが自分でBT毒素を作ってくれれば，殺虫剤を散布しなくて済む，というのが，開発者の主張するメリ

ットです。特にとうもろこしの茎の中に入り込む虫には，外から殺虫剤をかけても効かないのに，茎の芯そのものに毒が混じっているので，芯を食べるだけで虫が死ぬ，という非常に都合の良い植物ができるのです。

　もちろん人間が食べるとうもろこしの粒も，じゃがいもも，その中にBT毒素を含んでいますから，食品として果たして安全かどうか，大変な議論になりました。開発企業側は，人工胃液・人工腸液を使ったり，ボランティアを募って食べてもらったりして，ヒトにはこの毒素の受容体がないから安全だと主張し，厚生労働省の安全審査もパスしています。

除草剤耐性

　植物中のある種の酵素を破壊する除草剤の場合，その酵素を作り出す遺伝子を入れるとか，除草剤を分解する酵素を作る遺伝子を入れれば，植物の上から除草剤を散布して雑草は枯れても，目的の植物は枯れません。

　こうして大豆，なたねを中心に，除草剤を散布しても枯れないものがたくさんできてきました。開発企業側の説明では，農薬使用量が減るということだったそうですが，実際はむしろ使用量が増えたといいます。その理由の一つに，除草剤に強いスーパー雑草ができて，たくさん散布しないと枯れないようになったことがあるようです。

　またこれまでは，目的の大豆などにかからないように注意して散布していたものが，上から散布できるようになったので，収穫した大豆などへの除草剤の残留量が増えました。そのため，食品残留農薬基準を緩和したほどです。モンサント社が除草剤

耐性植物と一緒に販売して使用させる除草剤グリホサートの残留基準値は、大豆について6.0ppmだったのを20ppmに変更しましたし、遺伝子組換えのないゴマの種子の基準値は0.2ppmなのに、組換えのあるなたねの基準値は10ppmなのです。

遺伝子組換え利用添加物

最初に安全審査をパスしたのは、チーズ製造用のキモシンでした。キモシンは子牛の胃の中にある凝乳酵素ですが、子牛をと殺したときしかとれなかったので、牛からキモシンを作る遺伝子を取り出し、これを病原性のない大腸菌や枯草菌などに入れて増殖させれば、たくさんのキモシンを製造できるのです。組換え体である菌そのものは洗い流し、食べません。

このような添加物として、2003年7月1日現在、α-アミラーゼ4品目、キモシン2品目、プラナーゼ2品目、リパーゼ2品目、リボフラビン1品目、グルコアミラ1品目があり、性質は生産性向上とされています。

6　法規制と表示

当初遺伝子組換え食品について、安全性審査という制度がありましたが、「審査を受けることができる。」とされているだけで、義務でなく、強制力のある法規制がありませんでした。

日本弁護士連合会や東京弁護士会は、1998年のアメリカ調査をふまえて、法規制を必要とする意見書を提出しましたが、当時の厚生省は、行政指導により全部審査を受けさせており、リスクが著しく高くならない限り法規制は不要、という態度を崩

しませんでした。

　しかしそのころ，消費者の強い要望を受けた農林水産省が，JAS法（農林物資の規格化及び品質表示の適正化に関する法律）を活用して，表示制度を始めてしまいました。ところが，輸入や販売の法規制がないまま表示を義務づけたので，どのような遺伝子組換え食品がどれくらい日本に入ってきているか不明だったため，徹底のしようがなかったのです。そのため厚生省も，遅ればせながら，2000年5月，安全性審査を義務づける規則を制定しました。

　ところが，2000年10月，"遺伝子組み換え食品いらない！キャンペーン"という消費者団体が行った検査により，とうもろこし製品から，安全性審査を経ていないとうもろこし（スターリンク）を原料とするものがみつかりました。当初農林水産省も厚生省も，この事実を否定していましたが，厚生省は自ら検査を行なって確認し，翌年1月の検査でも検出確認したのです。しかしせっかく安全性審査を義務づける法規制ができたのに，実施は2001年4月からとなっていたため，スターリンクの取り締まりには間に合わず，規則違反を理由に販売禁止にすることもできませんでした。

　安全性審査基準では，「組換えにより付加されたすべての因子について評価を行う」とされています。審査項目は，「既存のものとの実質的同等性・利用目的・利用方法」などとされていますが，OECD（経済協力開発機構）が，"実質的同等性"という考え方を提唱して以来，生産された物と既存のものとが同等であるとみなせるかどうかが，審査の中心となっています。そ

こまでの審査で安全性が証明できない場合にのみ，急性毒性などの試験が義務づけられているにすぎないのです。

消費者グループは，遺伝子組換えにより新たに作りだされるものがたんぱく質であるため，未知のアレルギー物質ができるのではないか，またマーカー遺伝子として導入される抗生物質耐性遺伝子によって，腸内細菌などが抗生物質耐性を獲得し，病気になっても抗生物質が効かなくなるのではないか，と心配しています。

法規制をすると表示も義務づけるのが行政の通例ですから，厚生省は，安全性審査義務付けと同時に，食品衛生法に基づく表示基準も設けました。その内容は従来のJAS法に基づくものと基本的に変わりません。

ア）分別生産流通管理が行なわれている場合（義務表示）

　　例：原材料名　大豆（遺伝子組換え）

イ）分別生産流通管理が行なわれていない場合（義務表示）

　　例：原材料名　大豆（遺伝子組換え不分別）

ウ）分別生産流通管理が行なわれている非遺伝子組換え食品の場合（任意表示）

　　例：原材料名　大豆（遺伝子組換えでない）

表示が義務づけられているのは，大豆，とうもろこし，なたね，じゃがいも，綿実ですが，醤油，大豆油，コーン油，コーンフレーク，マッシュポテトなど，食品中において組換えDNAとこれによってできたたんぱく質が除去・分解されているものは，義務が免除されています。また原材料中，重量が上位3品目以内で，食品中の重量が5％以上のものに限り義務表示とな

っているので，原材料上位4品目以下で5％未満の場合は，表示義務が免除されています。そのためスーパーなどで「遺伝子組換え」や「不分別」の表示を見かけることはほとんどなく，あるのは「遺伝子組換えでない」という豆腐や納豆などの大豆製品ばかりです。これはEUや韓国より緩やかな制度で，実態をまったく反映しない無意味なものといえるのではないでしょうか。

　また添加物についても，生産される物質の成分や性質などが既存のものと同等であること，利用する微生物が非病原性であること，などを定めた基準に適合する，との確認を得た方法で行なわなければならない，とされました。

7　広い意味のバイオテクノロジー

　バイオテクノロジーは，生物学と技術を組み合わせた言葉で，遺伝子組換えもバイオテクノロジーの一種ですが，バイオの技術は，他にも数限りなく利用されています。農林水産省が作成した『くらしのなかのバイオテクノロジー』というパンフレットによると，組織培養(葉や茎などの一部を切り取って寒天培地などで育てる技術)，胚培養(種子のもとである胚を取り出して培養する)，細胞融合(別々の植物の細胞を特殊な方法で融合させる)など，様々な方法で，植物の品種改良が行なわれています。

　魚では雌だけを生ませる全雌魚生産技術が，ギンザケ・ニジマス・ヒラメなどで実用化されており，他に染色体が1セット

3本(正常の染色体は2本で1セット)ある3倍体魚を作る技術もあります。3倍体魚は性成熟しないため、魚体が大きくなるので、サクラマス・ニジマスなどで実用化されています。

畜産関係では、受精卵移植、体外受精、核移植、雌雄の産み分けなどが行なわれていますが、畜産については次のクローンに関連して述べることにします。

こうしたバイオテクノロジー応用食品は、その旨の表示があるわけではないので、私たちは知らぬ間に食べていることになります。

8　クローン技術の利用

クローンは羊のドリーで有名になりましたが、急にできた技術ではなく、受精卵移植、体外受精、受精卵クローン、雌雄の産み分けなどの技術の発展の上に成り立っています。

1999年度(平成11年度)厚生科学特別研究事業『クローン技術を利用した動物性食品の安全性について　中間報告』には、こうした技術の内容、歴史的経緯などが詳しく書かれていて、非常に興味深いものです。

報告書によると、牛の人工授精は昭和初期に始まり、現在は凍結精液により幅広く行われているとのことです。自然交配では一頭の雄が一回に一頭の雌にしか授精できないけれど、雄の精液を凍結して利用すれば、数十頭から数百頭に授精できるため、一頭の雄牛が、1年に数千頭から数万頭に授精できるそうです。そのため日本では、約260万頭の雌牛に対し、雄牛は約

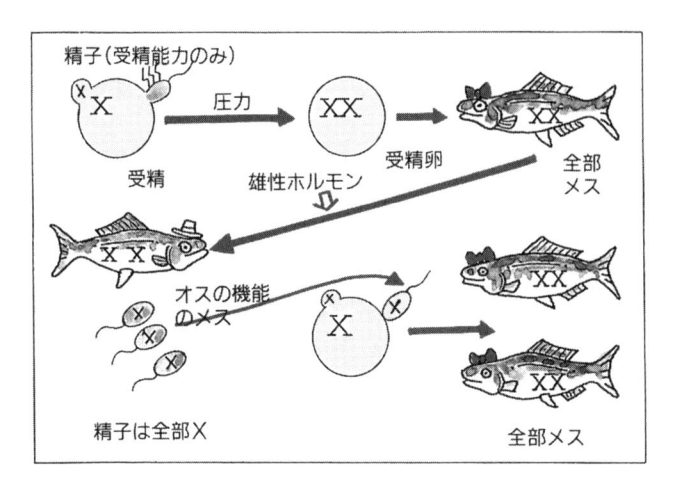

第3章 遺伝子組換え食品とクローン

全雌魚生産

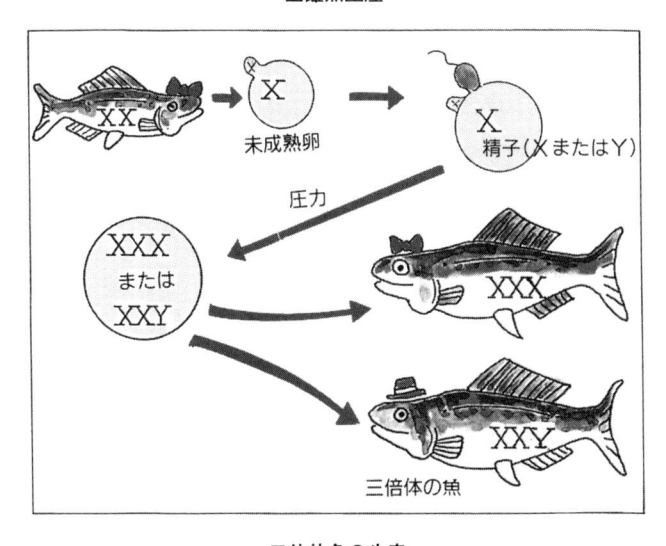

三倍体魚の生産

『くらしのなかのバイオテクノロジー』(農林水産省)より

2000頭しかいないといいます。乳量の増加や産肉性の向上は，人工授精の普及なくしては成立しえない，とも記載されています。

しかし雌牛は1回に1頭しか妊娠せず，妊娠期間が平均280日なので，優秀な雌牛も，一生に産める子牛の数は8〜10頭程度に過ぎないため，受精卵を他の雌牛に移植する方法が開発されました。ホルモン剤を投与して，通常では1個しか排卵しない雌牛に，過剰に排卵を促進させ，その上で人工授精し，母牛の子宮から回収して凍結保存します。一度に5個くらいの正常な受精卵を得られるので，これを5頭の雌牛（いわゆる牛の代理母）の子宮に移植して妊娠・出産させるのだそうです。

受精卵移植は，優秀な雌牛の子孫を短期間に多数生産する技術で，世界の主要40カ国で行われており，日本でも年間1.5万頭ほどの子牛が生まれ，日本全体で生まれる子牛の1％弱に相当するとのことです。日本の乳牛の種牛（雄）の約90％が，受精卵移植で生まれているのだといいます。私たちはこうしたことをほとんど知りません。

さらに1985年ころから，体外受精の技術も開発されました。雌牛の卵巣から直接卵子を採取し，培養液内で精子と受精させて，約7日間培養すると，代理母の牛に移植できるようになるそうです。

これらの技術は，受精卵を利用して増産させるものですが，優秀な性質をもつ牛と同じ個体を何頭も作ることができれば夢のような話です。そこで受精卵クローン技術が登場しました。受精卵は，最初たった1個の細胞でありながら，分裂し分化し

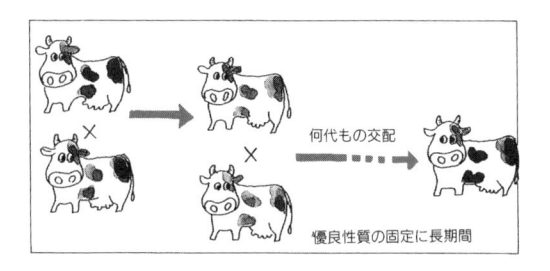

第3章 遺伝子組換え食品とクローン

交配による育種改良

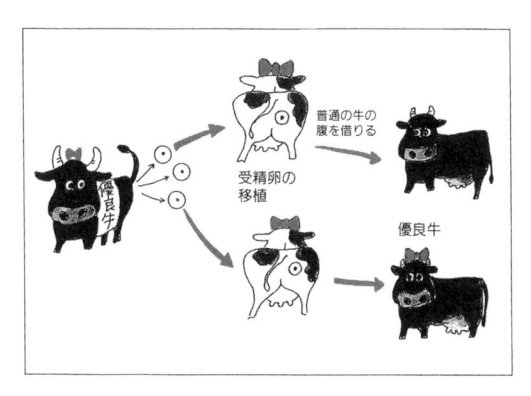

受精卵移植による牛の生産

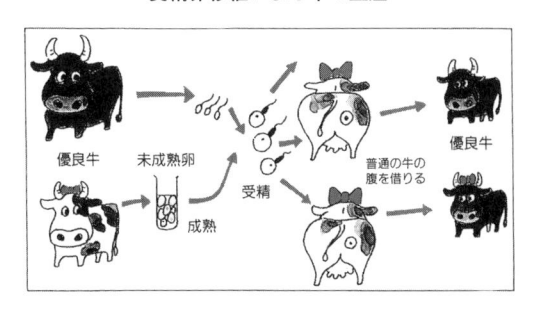

体外受精による牛の生産

『くらしのなかのバイオテクノロジー』（農林水産省）より

て成体になる能力をもっており、これを全能性といいます。人工授精でできた受精卵が、16〜32に分裂した段階で子宮から取り出し、別の牛の未受精卵を卵巣から吸引した後、核のある部分を含む約30％を取り除いて、受精卵の細胞（割球）を融合させると、核の情報があたかも受精直後に戻ったかのような状態になる（初期化）と書かれています。この融合受精卵を代理母の雌牛に移植すると、同じ性質をもったたくさんの牛を生ませることができるわけですが、これを受精卵クローンといいます。

　日本ではすでに受精卵クローン牛が、2000年2月末までに約520頭誕生しているそうですが、表示制度はないので、これも知らずに食べているのかもしれません。

　次が体細胞クローン牛で、1997年、科学技術会議の「情報公開を進めつつ行うことが必要」との結論を受け、農林水産省の各試験機関が研究を開始しました。

　体細胞クローン羊ドリーは、全能性を失っている体細胞を初期化できることを証明しましたが、日本の研究でも、卵管上皮細胞、皮膚繊維芽細胞、筋肉由来細胞など、様々な体細胞を利用し、核を除いた未受精卵に挿入して発育させ、代理母の牛に移植するのです。

　日本ではすでに1999年末までに、111頭が出生していますが、流産・死産・生後直後死が、普通に生まれる牛に比べて多く、また生まれた牛の体重がその種の平均に比較し、約10キログラム重いことも報告されています。しかもこうした異常の原因は解明されていません。中間報告では、生き残った牛は順調に生育し、生殖もできるし、ネズミに肉を食べさせたり、乳を飲ま

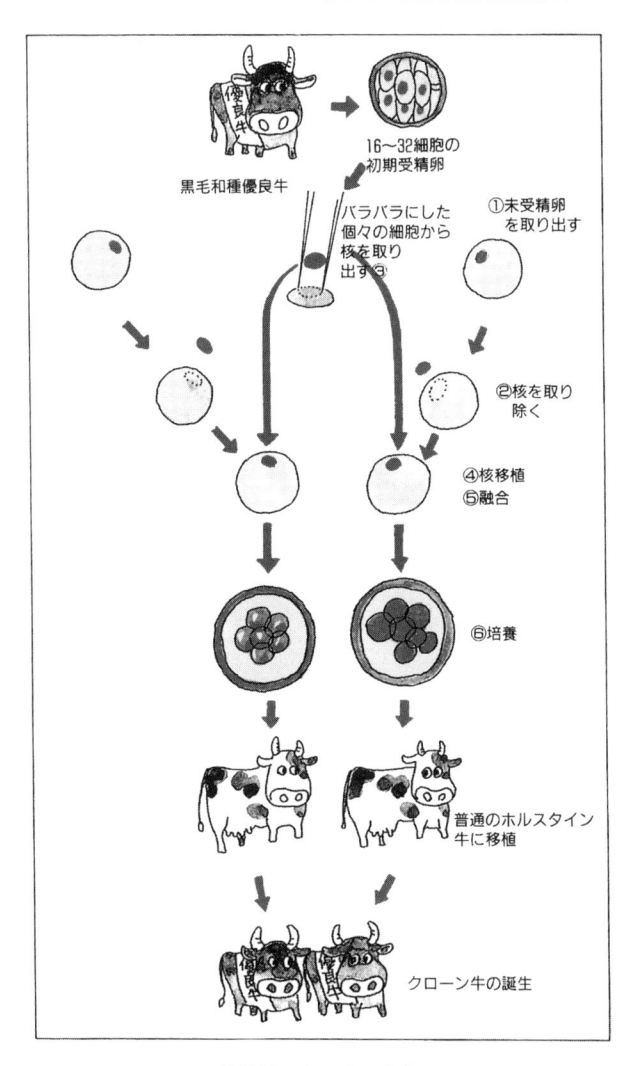

第3章　遺伝子組換え食品とクローン

核移植による牛の生産
『くらしのなかのバイオテクノロジー』（農林水産省）より

せた実験でも問題はなかったので、食品として特別に問題はない、と結論づけています。理由も分からずにたくさん死んでしまう牛が、生き残れば安全、と果たして言えるのか、疑問が残ります。

9　バイオテクノロジーと環境汚染

　かつて、川に三倍体アユを放流しよう、という計画がありました。三倍体魚は生殖能力がないため越冬できるので、釣りの期間が長くなるという理由でしたが、実現されませんでした。これは害虫の不妊化法と同じで、不妊アユを放流すれば、正常なアユの精子や卵子が無駄になることになり、アユ絶滅を招くからです。

　バイオテクノロジーは、食品としての安全性だけでなく、こうした環境への影響を十分考えなくてはならない技術です。

　カナダにパーシー・シュマイザーさんというなたね農家があります。50年間もなたねの自家採種(さいしゅ)を行い、地域でも役職につくなど人望のある方で、現在世界各地で、遺伝子組換え作物の恐ろしさを説いて回っています。

　シュマイザーさんは、遺伝子組換えでないなたねを生産していたのに、いつの間にか遺伝子汚染を受けてしまった被害者です。組換えなたねの花粉が風で飛んできたか、蜂や鳥、あるいは他の動物についてきてしまったか、種がこぼれたか、本当の原因は分かりません。しかし、モンサント社から訴えられたのは、汚染被害者のシュマイザーさんの方でした。シュマイザー

さんがモンサント社の特許を侵害したというのです。そして，カナダの連邦地裁と高裁は，シュマイザーさんの畑のすべてのなたねの所有権がモンサント社にある，と判決しました。汚染された原因が何であれ，育ってしまった遺伝子組換えなたねの所有権は，特許権者にあるというわけです。

　そのためシュマイザーさんは，組換えなたねを認めていないEUになたねを輸出できなくなり，汚染された畑で新たに生産しても汚染され続けるので，今後なたねを生産できなくなったそうです。

　今や世界各国で，こうした"自分の種子を保存する権利"が危機に瀕しているとも言えましょう。巨大企業が，特許という方法で世界の種子を支配する構造ができあがりつつあるのは，とても恐ろしいことだと思います。

　アメリカでは，害虫抵抗性をもたせた植物に含まれる殺虫毒素が，アメリカの国蝶オオカバマダラを殺してしまうということから，反対運動が起きたこともあります。

　2003年，生物多様性条約に基づくカルタヘナ議定書を的確かつ円滑に実施するため，遺伝子組換え生物等の使用等の規制による生物多様性の確保に関する法律（通称カルタヘナ法）ができました。この法律に基づき，遺伝子組換え生物の使用などに先立ち，環境中での使用につき，主務大臣の承認を受け，あるいは拡散防止措置をとることなどが義務づけられましたが，シュマーザーさんのケースのように，風で花粉が飛んだり，種がこぼれて遺伝子が移るなどの汚染も考えられるので，この法律の規制だけで環境汚染を防止できるかどうか，心許ないと言わざ

るをえません。

参考文献

『GM汚染』(遺伝子組み換え食品いらない！キャンペーン)

『遺伝子組み換え食品』天笠啓祐著(緑風出版)

『バイオジャーナル』(市民バイオテクノロジー情報室)

『くらしのなかのバイオテクノロジー』(農林水産省農林水産技術会議事務局編)

『ヒトゲノム』榊佳之著(岩波新書)

厚生労働省ホームページ(http://www.mhlw.go.jp http://www.mhlw.go.jp/topics/idenshi/)

# 第4章 なぜ偽装表示はなくならないのか
――企業倫理と市場の圧力――

1 驚きの朝

2002年6月上旬の新聞は，毎日ほんとうに驚きの連続でした。生まれてこのかた，新聞の三面にわたる「お詫びとお知らせ」公告など見たことがなく，しかもこれが連日だったからです。このできごとは，どれほど多くの食品に合成された香料が使われていたかを改めて認識させるものでした。違法香料使用のお詫び公告は，「使用されている香料はごく微量で，健康に影響はない」と書いているものが多かったのですが，中には「おばあちゃんの作った昔ながらのおいしい梅酒」などという，合成香料とはとても縁がないと思われるネーミングの商品などもあって，不謹慎な言い方を許してもらうと，見ているだけで飽きなかったのも事実です。しかしその結果は大量の食品の回収と廃棄をもたらし，飢餓に苦しむ国の人々には，到底見せられない光景となりました。

原因は協和香料という添加物メーカーが製造販売した，違法添加物のヒマシ油，アセトアルデヒド・プロピオンアルデヒド（合成香料原料）でしたが，後に，2-メチルブチルアルデヒドとイソロプロパノールという二種の香料も付け加わりました。

香料合成のための処方箋は，香料メーカーにとって最高の企業秘密とされ，原材料や配合割合などは明らかにされておらず，研究者個人に任されている部分が大きいといいます。協和香料の社長は6月5日の記者会見で，「アメリカや他の国では許可されているという認識の甘さがあった。」と述べたとのことで

あり、食品の大量廃棄を目にした人たちの中には、微量で健康被害がなく、海外でも使用されているなら、日本でも添加物として認めたら良いという意見を述べた人も少なくありませんでした。

しかし食品添加物は食品衛生法により指定制がとられ、厚生労働大臣が、人の健康を害するおそれがないと認めたもの以外、製造も販売も使用も、販売目的の陳列でさえ禁止されており、添加物メーカーがこの制度を知らないという事はあり得ません。協和香料では、違反と知りつつ製造販売し、食品会社600社に出荷していたと報道されています(2002年6月4日付朝日新聞)。協和香料の問題は、手続的正義に関するものであり、実質的に安全なら良いとするのでは、食品衛生法に基づく添加物の指定制は不要、といっていることになってしまいます。安全で海外でも広く使用されている添加物は、資料を添えて厚生労働大臣に指定要請をすれば良いので、毒性実験等のコストが大変などという理由で指定要請をせず、ひそかに製造販売して利益を上げる、などということは許されません。

その後2002年8月19日に厚生労働省がまとめたところによると、協和香料関係で違法香料使用製造加工者数は148社、食品数は774品目、さらに秋田合成化学工業関係で、加工者数152社、食品数356品目、富士フレーバー関係で、加工者数17社、食品数14品目とされています。秋田合成化学が製造販売した添加物はヒマシ硬化油、富士フレーバーの製造販売したものは、n-プロパノール、n-ブタノール、イソアミルアルコールという香料でした。

しかし同じ違法添加物でも，香料とはまったく違う扱いをされたものがありました。塩の固結防止剤フェロシアン化物です。こちらは輸入食塩に添加されていた凝固を防ぐ添加物で，海外では安全性が確認され広く使用されており，回収すると影響が大きすぎるとの理由から，緊急に薬事・食品衛生審議会を開催して指定してしまったのです。その背景には，アメリカ，カナダ，EU，オーストラリア，タイなど各国の駐日大使館から，違反食品として処分しないよう求められたことが上げられます。さらに厚生労働省は，フェロシアン化物のように，海外で広く使用され安全性が確認されている添加物で，使用実態からみて指定の必要性の高いものは指定していく，という方針を決定しました。この方針は添加物指定を実質的に決める厚生労働大臣の諮問機関である，薬事・食品衛生審議会が開催される前に決定され，国民の意見聴取もなされなかったそうです。その後，厚生労働省は，この方針に沿って食品安全委員会に対し，次々と添加物の安全性についての意見を求めています。中には，これまで日本では認めてこなかった抗生物質を添加物に指定する，というものもあります。これがチーズの保存料ナイシンとナタマイシンですが，食品には，原則として抗生物質を含んではならない，という食品規格を実質的に変更するものです。家畜用の飼料添加物である抗生物質の多用による耐性菌が，社会問題となっている状況に逆行するものだと思います。

　また，清掃用具レンタル会社のダスキンが運営するミスタードーナツが，中国の現地工場で生産した肉まんに，日本では指定されていない添加物（酸化防止剤）t‐ブチルハイドロキノン

厚生労働省が指定を検討中の主な食品添加物

品目	主な用途
アルギン酸アンモニウム	増粘剤，安定剤
酢酸カルシウム	保存剤，安定剤
アルギン酸カルシウム	増粘剤，安定剤
ケイ酸カルシウムアルミニウム	固結防止剤
酸化カルシウム	アルカリ，イーストフード
ケイ酸カルシウム	固結防止剤
ソルビン酸カルシウム	保存剤
カンタキサンチン	着色料
カルミン	着色料
水酸化マグネシウム	アルカリ
ケイ酸マグネシウム	固結防止剤
L-グルタミン酸アンモニウム	風味増強剤
ナイシン	保存剤
亜酸化窒素	充てんガス
ナタマイシン	保存剤
ポリソルベート80	乳化剤
ポリソルベート60	乳化剤
ポリソルベート65	乳化剤
ポリビニルピロリドン	清澄剤
アルギン酸カリウム	増粘剤，安定剤
乳酸カリウム	酸化防止補助剤
硫酸カリウム	食塩代替品
アルミノケイ酸ナトリウム	固結防止剤

が混入していることを承知しながら販売していた，として書類送検される事件も起きています。

2　偽装表示の連鎖

2001年9月に最初のBSE（牛海綿状脳症）が発生し，農林水産省が全頭検査実施前の国産牛肉買い上げ制度を発足させると，

> **＊雪印加工乳による食中毒**　牛の乳から作る飲み物がすべて牛乳ではなく、乳等省令により以下のような種類が決められている。
> 生乳(さく取したままの牛の乳)
> 牛乳(直接飲用に供する目的又は食品の製造・加工用に販売する牛の乳)
> 特別牛乳(牛乳のうち無脂固形分や乳脂肪分が牛乳より高いものなど)
> 成分調整牛乳(生乳から乳脂肪分その他の成分の一部を除去したもの)
> 低脂肪乳(成分調整牛乳で乳脂肪分を除去したもの)
> 無脂肪乳(成分調整牛乳でほとんどすべての乳脂肪分を除去したもの)
> 加工乳(生乳・牛乳・特別牛乳を原料として製造した食品を加工したもの)
> 乳飲料(生乳・牛乳・特別牛乳を原料として製造した食品を主要原料とした飲料)
> 2000年6月、雪印乳業の低脂肪乳やカルシウムを強化した加工乳などにより、大阪地方を中心に、下痢・腹痛・嘔吐などを主症状とする食中毒事件が発生し、最終的な被害者は約1万5000人に上った。原因は雪印乳業北海道大樹工場で製造された脱脂粉乳が、黄色ブドウ球菌のエンテロトキシンA型という毒素に汚染されていたことであったが、その他にも、大阪工場で温度管理が適切でなかったとか、回収された乳を再使用していたなどの事実も指摘された。

　雪印乳業の子会社雪印食品や、日本ハムの子会社日本食品による牛肉偽装事件が明るみに出ました。輸入肉を国産肉と偽ったり、安い肉を高い銘柄肉に偽装したり、日付を偽ったりして、国に買い上げさせようとしたもので、後に詐欺事件として立件されました。雪印食品は雪印乳業が加工乳による食中毒＊を引き起こした最中も偽装をしていたのだそうです。

　日本食品の場合は、会社上層部が事実を隠蔽したり、偽装肉を焼却するなど、雪印食品よりさらに悪質ではないかと指摘されました。

　私は以前、『スーパーの女』という映画を観たことがありますが、その中で、スーパーの従業員が牛肉の偽装を自慢し、そ

れを宮本信子さん演ずる主人公がたしなめる場面があったと記憶しています。それくらい，牛肉の産地を偽装するのは当然だったらしいのです。2002年1月28日の新聞報道によると，雪印食品関西ミートセンターでは，価格の安い北海道産を高い熊本産や鹿児島産に見せかけるため，社員やアルバイト数人でアイロンを使って丁寧にラベルをはがして貼り替える，などの偽装工作が常態化していたとされています。後日，雪印食品は外部委員による委員会を設けて偽装の調査をしましたが，弁護士である委員長に社員が語ったところによると，偽装は自分のところだけではなく，他社もやっていたと訴えたそうです。雪印食品や日本食品は倒産に追い込まれ，雪印乳業もまた解体の道をたどりました。偽装のつけはこのように大きいのです。

しかしこの偽装事件は，偽装した会社だけの責任ではなく，簡単な証明書だけで肉を買い取る仕組みを作った農林水産省の責任もあるという指摘もありました。

この当時の新聞記事を追うと，この世の中は，まるで偽装だらけではないかとすら思えるほどでした。国民生活審議会・消費者政策部会は，2002年3月に部会長談話を発表し，食品履歴情報の提供，罰則の強化，自主行動基準の見直しなど，「消費者の表示に対する信頼を早急に回復する」よう政府，行政，企業に迅速な対応をとるべきことを求め，厚生労働省も「全国600カ所の保健所や食品衛生監視員を動員し，食品衛生法に違反する表示の排除と適正表示の指導に着手する」とし，全国立入調査を求める通知を3月8日に発しました（『ニッポン消費者新聞』2002年3月15日号）。その後4月には，東京都が実施した立入調

査により，食肉の産地を偽装していた4店舗が確認されました。

朝日新聞が同年4月16日から開始した連載コラム「迷走する「食」ブランドの裏側」によると，「ブロイラー「国産」偽装相次ぐ」，「「ウナギ」タレだけで「地元産」？」，「「銘柄米」偽装の誘惑　産地にも」，「「松坂牛」商標登録できぬ悩み」などと続いていました。

国は2002年2月から食品表示110番を開設しましたが，2か月半で情報が2300件も寄せられたということです。同年5月，宮城県で韓国産カキを宮城産と偽装したことが発覚し，また全国農業協同組合連合会(全農)が販売していた「あさり水煮缶詰」は中国などから輸入したアサリを使用しているのに，国産と表示し，販売数は10年間で20万個にも達していたことも発覚しました。

こうした状況下で最初に書いた協和香料事件が起きたのですから，食品の安全性や表示に対する信頼は，まったく地に落ちたと言ってよいでしょう。

しかし他方，企業が表示を偽装する理由として，市場からの圧力があると思われます。ある一つのブランド食品の評判が良いと，どんどん出荷しろという圧力がかかります。ブランド食品は少量生産だからこそ価格が高いので，際限なく出荷できるはずはありません。そこで，他の地域の食品を混ぜてごまかすようなことも起きるのですが，生産者も自らのブランドに誇りをもち，できないものはできないとして，不当な要求を排除する覚悟が必要です。ある生協が産地表示を見直し，青森県 十三湖産しじみを，単に青森県産しじみに変えたという報道があ

りましたが,消費者としてはそれで十分です。

　現在,JAS法(農林物資の規格化及び品質表示の適正化に関する法律)で,様々な産地表示が義務づけられていますが,原則として生鮮食品に限られ,加工食品の場合は一部の食品のみが対象となっています。マグロの刺身は生鮮食品で産地表示が必要だが,盛り合わせの刺身は加工食品で不要,などというおかしな制度になっているので,見直しがすすんでいます。消費者側は全面表示を望んでいるのですが,業界側には反対も多く,にわかに全ての加工食品を対象とするのは困難なようです。

　なお2003年12月,日本ハムの別の子会社による未承認ワクチンの製造使用が発覚しました。ワクチンのような医薬品は,薬事法に基づく製造承認を得ることが義務づけられていますが,豚が次々に死ぬのを見ていられなくて,違法と承知でワクチンを製造したのだといいます。

　また最近目にしたホームページに,うま味系添加物といわれるグルタミン酸ナトリウム,イノシン酸ナトリウム,コハク酸2ナトリウムなどについての"無添加のトリック"というものがありました。これらを添加物として使用すると,「調味料(アミノ酸など)」と表示しなくてはならないルールになっているのですが,最近の「無添加指向」の中で,表示しなくても良い方法を企業が編み出しているのだといいます。それはグルタミン酸ナトリウムなどを精製する前の段階,つまり「栄養分の入った汁(培地)＋微生物」でできる「グルタミン酸ナトリウムなどのたっぷり入った液」を乾燥させて利用すれば,発酵調味料(液)扱いとなり表示義務がなく,また,「栄養分の入った汁(培

地)」＋「酵母」でできる「核酸のたっぷり入った液」を乾燥させて使うと「酵母エキス」となるのだそうです。このホームページは企業で働く25歳の人の内部告発らしいのですが，「スーパーに並んでいる無添加めんつゆに「酵母エキス」と書いてあったら，精製してないのを入れたのだ。」と分かるなどと書いてあります。これが現在の無添加の姿だとしたら情けないことです。

　2004年1月早々には，京都の養鶏生産組合が，半年間も冷蔵保管していた卵5万個を，賞味期限を偽って出荷したという事実が発覚しました。組合の幹部は，テレビ局の取材に対し，捨てる勇気がなかったなどと述べていましたが，信じられないことです。また京都府は，賞味期限表示は事業者側が自主的に決めるものなので，食品衛生法違反にはならないとして，品質管理を徹底するよう指導しただけでしたが，厚生労働省が食品衛生法表示違反として調査を指示したと報道され，結局表示違反で1週間の営業停止処分になりました。卵は冬でも57日程度しか生では食べられないそうですし，この卵を買って食べた人27人が下痢をしたり，変な味がしたなどと訴えていたというのですから，腐敗・変敗食品の販売を禁止している食品衛生法違反を問うべきだったと思います。

　なお賞味期限表示というのは，日持ちする食品につけられる，おいしく食べられる期限のことで，日持ちしないもの（5日程度が目安）には，消費期限という表示がなされます。卵のような生鮮食品に，賞味期限表示をつけるというのも，何だかおかしくないでしょうか。採卵日も表示させ，「○月○日まで生で

食べられます」というような，誰にでも分かり，違反した場合はその事実を確認できる表示制度にするべきだと思います。

　食品安全基本法が制定され，さまざまな法律が厳しく改正されている状況の中で，なお違法を繰り返す企業の姿勢は，到底理解できません。

3　中国産ほうれんそうの残留農薬問題

　同じ頃発覚したのが，中国産の冷凍ほうれんそうの残留農薬です。日本ではシロアリ駆除剤として使用されていた，クロルピリホスという有機リン系殺虫剤が残留していたのです。クロルピリホスは，シロアリ駆除工事により多くの中毒被害者を発生させたため，2003年7月から，建築基準法により，木材への使用が禁止されました。食品衛生法に基づき定められた，クロルピリホスのほうれんそうに対する残留基準値は，0.01ppmです。しかし加工食品に対する農薬残留基準というものは，設定されていなかったため，冷凍ほうれんそうは検査対象となっていなかったのです(例外は小麦粉に設定されている有機リン系殺虫剤フェニトロチオンとマラチオンだけ)。しかし2002年3月16日，農民運動全国連合会(農民連)食品分析センターが，冷凍ほうれんそうから基準値を超えるクロルピリホスを検出しました。そこで厚生労働省も，3月20日からモニタリング検査(10％)を開始し，さらに湯通ししただけの冷凍野菜にも生鮮野菜の残留基準を適用して，ほうれんそう，さといも，枝豆などの18品目を対象に，全国的に検査をしたところ，続々と，違反

> **＊農薬裁判** 食品中の農薬残留基準は，厚生労働大臣が定めて告示することになっているが，長い間53の作物について26農薬の残留基準が定められているだけであった。1992年，厚生大臣(当時)は，34の農薬について残留基準を設定したが，ポストハーベスト使用(収穫後に直接農作物に散布などする方法)を前提にした非常に緩やかな基準を設定するなど，貿易促進のため安全を犠牲にする行政決定をしたので，全国約200名の消費者などが原告になり，国に基準取消などを求めた裁判。原告敗訴後の控訴審で，東京高等裁判所は，農薬メーカーに対し毒性データの提出を命じ，原告たちはこれを分析して，食品衛生調査会(当時)の審議の問題点を指摘した。2000年9月，高等裁判所は，控訴棄却の判決をしたが，「残留農薬基準設定における基本的考え方の変更や食品衛生調査会の調査審議の経過などが控訴人らに不安をもたらし，あるいは食品の安全性について十分情報を入手出来ないことに対する不安，不信といったものがあるとしても」として，審議の不十分さに対する消費者の不安・不信に一定の理解を示した。

品が見つかったのです。

しかし厚生労働省が定めている食品ごとの農薬残留基準値には整合性がなく，クロルピリホスの場合，ほうれんそうは0.01ppmですが，きゃべつやはくさいは1.0ppm，だいこん類は3.0ppm，西洋わさびは0.01ppmなのにクレソンは2.0ppmといった具合になっています。私は以前から，農薬残留基準設定の方法には問題があると考えており，厚生労働大臣に対し裁判＊まで起こして争ったことがあります。

残留基準値設定は，その農薬の一日摂取許容量(ADI)を，食品ごとの摂取量などを考えながら各食品へ振り分けるのですが，これが非常に恣意的になされているように思われます。日本の代表的な有機リン系殺虫剤フェニトロチオン(スミチオン)の場合，米(玄米)の基準値が0.2ppmであるのに小麦は10ppm(なん

と米の50倍)とされ，小麦粉は1.0ppmと，米より5倍緩やかに設定されています。また同じくアメリカでよく使われているマラチオン(マラソン)の場合，米は0.1ppmなのに小麦は8.0ppm(米の80倍)，小麦粉は1.2ppmと，米に比して12倍も緩やかなのです。こうした整合性のなさは，貿易促進のために，アメリカやオーストラリアの基準，あるいは国際基準などとの整合性を優先させた結果です。

しかし，中国産野菜にいろいろな農薬が残留していることは古くから指摘されてきました。多くの国ですでに使用が禁止されている，猛毒の有機リン系殺虫剤パラチオンや，有機塩素系殺虫剤エンドリンが検出されたりしてきたのです。

もともと食品衛生法には生産地を指定して検査を義務づける条文があったのですが，長い間生産地の指定はなく，ついに1995年の改正で，この条文そのものを削除してしまいました。2002年8月，ほうれんそう問題を受けて，議員立法により産地を指定して輸入食品の検査を義務づけられる条文を再び加えることになりました。

日本の外食産業や加工食品産業が，安い原材料を求めて，中国など土地が広くて人件費の安い国々に進出している姿勢に問題があると私は思います。こうした安い輸入野菜が入ってくることにより，日本の農業は疲弊し，私たち消費者は，どこでどのように生産されたかを知ることもできないまま，輸入食品を食べさせられることになっているのです。

外国で作られた野菜などに違反レベルの農薬残留があるという事実は，生産している農家の健康被害と，その作物を栽培し

ている場所の環境汚染が起きていることを示唆しています。私たち消費者は，安くておいしければ良いという態度ではなく，地産地消・旬産旬消という言葉のように，季節に合った安全な農産物を作ろうと一所懸命努力している，近くの農家の作るものを買い支えることが必要だと思います。

4　無登録農薬販売問題

2002年8月初め，山形県警は，無登録農薬を販売したとして，県内の農薬販売業者3人と東京の同業者1人を農薬取締法違反容疑で逮捕しました。事件摘発は，大阪市中央卸売市場から「洋なしラ・フランスから殺菌剤ダイホルタン成分検出」との，山形県への通報で始まりました。

農薬は，農林水産大臣の登録を受けないと販売することができない仕組みになっています。登録農薬には，法律で定められた表示が義務づけられており，適正な表示のない農薬の販売は禁止されています。登録有効期間は3年で，更新登録をしないと登録は失効し，登録票を返納しなくてはならないと定められています。ただし，有効登録期間が切れても，適正な表示のある末端の在庫は販売しても使用しても構わない，というおかしな制度になっています。値段の割に効かないなど，農薬としての品質が理由で再登録しない農薬ならばともかく，発がん性が疑われたり，ダイオキシンを含むことが分かったり，あるいは環境ホルモン*(内分泌かく乱性)であることが分かった農薬で，いつのまにかひっそりと失効するものもあるのに，こうした農

> *環境ホルモン　外因性内分泌かく乱化学物質のこと。人工的に作られた化学物質の中には，生物の身体に入ると，まるで天然のホルモンのように働いたり，天然のホルモンの働きを妨げるように働く物質があり，低い濃度でも影響が出るおそれがある。因果関係が確認されているものはそれほど多くないが，船底塗料に使用されたスズ化合物（TBT・TBTO）が，イボニシという貝の生殖異常を引き起こすことは有名。殺菌剤ビンクロゾリンも，動物実験により，男性ホルモンをかく乱し，生殖異常を起こすことなどが確認されている。生殖異常だけでなく，甲状腺ホルモンをかく乱して，頭脳，精神の発達を妨げるおそれが指摘されているものもある。

薬も，事実が知られるまでは販売が続けられているのです。農林水産大臣は，登録を抹消した農薬などに対し，省令を出して販売禁止を命ずることができるという条文があるのですから，発がん性農薬などはすべて販売禁止命令を出せば良いと思われますが，1971年に一度，DDTなど有機塩素系農薬の販売禁止命令を出しただけで，その後一度も販売禁止を命じたことはありません。

　無登録農薬とは，日本で一度も登録されたことのない農薬，あるいは適正な表示のある在庫がなくなって海外から輸入してきた農薬などのことです。

　殺菌剤ダイホルタンは，89年に発がん性が指摘されて失効した農薬ですが，その後の農林水産省の立入調査により，ダイホルタンの他，殺虫剤プリクトラン，植物成長調整剤ナフサクなど，国内では製造販売されていない無登録農薬を，全国30の都県で80の業者が販売し，26都県で使用されていたことが確認されました。農林水産省によると，無登録農薬はこれまでも出回ったことがあるが，今回は非常に広範囲であるとのことでした。

> ＊半減期　広辞苑によれば，放射性元素の原子数が崩壊により半分に減るまでの時間とされているが，ダイオキシンなどの有機塩素系化合物や農薬中の不純物などの場合，単純に量が半分になる期間として使われている。たとえばPCBや最も毒性の強いダイオキシンは，血液中で半分になるのに，約七年かかるとされている。

販売していた業者は，無登録と認識しながら，農家の要望に応えるために輸入して販売した，ということです。市販の正規の農薬より良く効き，値段も安かったそうです。

無登録農薬を使用した農作物はすべて廃棄処分されましたが，2002年9月10日の朝日新聞は，「色づくリンゴ　廃棄の秋」という見出しで，廃棄するために集められたリンゴの写真を掲載しました。

その後さらに2000年に失効した土壌殺菌剤PCNBが，茨城・長野・石川・群馬の4県で販売されていたことも発覚しましたが，この農薬は2000年の4月，ダイオキシンを含むとして，業者に回収を指示していた有機塩素系農薬と同じ成分です。PCNBは1956年に登録された土壌消毒剤ですが，大都市への野菜出荷を確実にするために制定された法律，野菜生産出荷安定法により，指定野菜の指定産地が広がった1970年代から広く使用されるようになったといわれています。指定産地では指定野菜を栽培し，指定消費地に出荷しなくてはならないので，どうしても連作することになり，その結果連作障害が起きてねこぶ病などが発生するのです。『農薬毒性の事典』によると，PCNBに含まれる不純物や分解産物の方が半減期＊が長く，横浜国立大学が行った群馬県嬬恋村での調査により環境汚染が確認され，

地元では PCNB の使用をやめる方針を決定したとされています。

　こうして無登録農薬問題は，最初の逮捕から1か月半の間に，36都道府県，2042件の農家での使用が確認されるまでに拡大していったのです。

　その結果，2002年12月の臨時国会で，農薬取締法が緊急に改正され，これまでは守ることが望ましいとされていた「農薬安全使用基準」を守るべき基準として罰則も定め，農家による農薬使用歴の記帳努力義務も盛り込みました。

　しかしこの改正によっても，有効期間後再登録されずに失効した農薬も，適正な表示がある限り末端での販売や使用は適法という状態のまま残され，さらに販売禁止命令が出された場合の，メーカーの回収義務も定められませんでした。この点は，2003年の通常国会に再度改正案が提出されて，ようやく「回収など適切な措置をとるよう命ずることができる。」とされました。

　しかし法改正だけで違法な使用をなくすことができるとは限りません。仙台に本社がある新聞・河北新報の特集「豊かさの死角・無登録農薬から考える」と題する連載によれば，色が白くて編目（ネット）の美しいメロンは，青みがかってネットにひび割れやくぼみのあるメロンと比べて10倍以上もの価格差があるといいます。無登録農薬ナフサクは，果肉を肥大させ，ネットをくっきりと出す効果があるそうです。メロンのネット，という味とはまったく無関係なもので値段が左右される，という市場の論理が，農家に，違法と知りながらも農薬を使わせるこ

とになるのです。

　水田除草剤など多くの農薬は，兼業化が進む農業の省力化をもたらしましたが，一方環境汚染を引き起こしてもいます。1996年に失効した水田除草剤CNPは，1980年代から発がん性やダイオキシンを含むことが指摘されてきました。この農薬が失効したのは，10年に及ぶ疫学調査で，新潟平野の胆道がん多発と相関関係があることが示された後だったのです。しかもCNPは，最強の毒性をもつダイオキシン(2,3,7,8TCDD)を不純物として含んでいることも分かりました。東京湾の魚から見つけられるダイオキシン汚染の最大原因である，とも指摘されています。

　またメロンネット同様，外観・見栄えのためだけで価格を上げるために使用されるものも数多くあります。私たち消費者も，見た目だけで判断するのをやめるべきだと思います。

5　企業倫理綱領・コンプライアンス

　雪印乳業は，加工乳事件の後，全国消費者団体連絡会の元事務局長を社外取締役に招き，ダスキンは大阪消団連の元事務局長を迎えました。企業倫理の面を担当してもらうためだそうです。コンプライアンスなどという横文字もはやっており，企業の倫理綱領をまとめたホームページ，コンプライアンス経営に関するホームページもたくさんあります。しかしコンプライアンス経営などという横文字のままはやっているのは，日本にコンプライアンスという概念がないからではないでしょうか。コ

ンプライアンスは，通常，法令順守と訳されていますが，ただ単に法令を守れば良いというものではなく，もっと倫理的側面が強いことばです。

2003年5月に出された，国民生活審議会・消費者政策部会報告『21世紀型の消費者政策の在り方について』第4章「消費者政策の実効性確保」第3節は，「自主行動基準の策定・運用」となっています。事業者は，消費者の信頼を取り戻すため，経営トップ自ら率先垂範(そっせんすいはん)し，自主行動基準の策定・運用・社内におけるヘルプライン(相談窓口)の設置，社内教育の充実など，コンプライアンス経営に積極的に取り組むことが不可欠となっている，と書かれています。自主行動基準の策定に当たっては，明確性，具体性，透明性及び信頼性をその要件として確保することが必要であり，事業者団体の役割が大きいとしています。

また行政も，自主行動基準の普及啓発活動や，自主行動基準を評価する組織の育成等を通じ，自主行動基準の策定・運用を促進することが必要としています。

しかし，実際に食中毒事故を起こしたり，偽装に手を染めたような企業の，倫理綱領，自主行動基準は，起こした事故や偽装の具体的反省から始めないと，守り続けられることはないのではないかと思います。将来の社員・従業員・役員のために，事故情報や不祥事情報は，正確に伝えられなくてはならないのです。

部会報告は，公益通報者保護制度の整備についても触れています。「消費者利益等に関する法令違反是正のための通報は，正当な行為として評価されるべきと考えられるのに，通報した

ため職場で不利益な取扱いを受けている場合もある。近年英国では,「公益開示法」が制定され,米国においても公的部門を対象とする「内部告発者保護法」など,公益通報者保護に関する立法が進められていることなどをふまえ,事業者に対し,企業行動指針の策定・企業倫理ヘルプライン(相談窓口)の整備,社内教育の充実等の取組みをいっそう進めることが必要である」として,公益通報者保護制度を提案しています。いわゆる内部告発者保護のことです。

しかしながら,報告が提案する公益通報者保護制度は,通報の範囲,通報者保護の内容などが不十分であるとの批判があります。

通報の範囲は,「消費者利益(生命,身体,財産)を侵害する法令違反」を原則とし,廃棄物など環境に悪影響が及ぶような法令違反は,被害の未然防止・拡大防止を図ることが重要なので,これも含めることが望ましいとしています。保護される通報者は事業者に雇用されている労働者で,元労働者,派遣労働者などについては,さらに検討が必要とされているだけで,ただちに保護の対象とするというわけではありません。

しかしこの制度では,雪印食品の偽装を告発した倉庫業者などは,保護されないことになります。なぜなら,この通報者が守ろうとした利益は,消費者利益ではなく,国家の金銭的利益(詐欺(さぎ)の防止)であり,通報者は,雪印食品に雇用されている労働者ではないからです。この倉庫業者は,国家に対する詐欺の告発という重要な役割を果たしたにもかかわらず,偽装に協力したとして,倉庫業法違反で処分までされてしまいました。

保護される通報先として報告は，まず事業者内部ヘルプライン（相談窓口）等への通報を上げ，しかしそれでは不利益な扱いを受ける場合に，行政機関への通報と，その他の事業者外部への通報と分けて，保護の要件を提案しています。いずれの場合も「誠実性」「通報内容の真実性・あるいは真実と信じるに足る相当の理由」が必要であるとし，行政機関以外の外部通報の場合は，

　　a 行政機関への通報でも不利益な扱いを受けると信じるに足る相当の理由
　　b 証拠隠滅のおそれがあると信じる相当の理由
　　c 通報後相当期間内に適当な措置がなされない場合
　　d 人の生命や身体に危害が発生するおそれがあり，被害の未然防止・拡大防止のため相当な通報先であること

の四つの要件が必要としています。

　しかし実際に必要なことはコンプライアンスという言葉ではなく，事業者の意識改革です。違法と知りつつ，安全だから大丈夫として指定要請もせずに添加物を製造販売したり，動物用ワクチンを製造使用したり，半年も前の卵を出荷するような意識では，何も改善されません。

　なお部会報告は，団体訴権という制度も提案しています。これは，消費者団体などが個々の消費者に代わり，事業者の違法行為について差し止め請求訴訟などを起こせる制度のことです。日本では訴訟を起こすことがあまり一般的でなく，時間と費用もかかり，個人が担うのには困難が伴うからです。

　こうした制度は，いずれ消費者保護基本法の改正という形で

実現していくことでしょう。私たち消費者も，こうした制度改革に関心をもち続けることが大切です。

参考文献
『無登録農薬はなぜつかわれたか　豊かさの死角』河北新報編集局編(日本評論社)
国民生活審議会・消費者政策部会報告『21世紀型の消費者政策の在り方について』
厚生労働省ホームページ(http://www.mhlw.go.jp/)
農林水産省ホームページ(http://www.maff.go.jp/)
食品表示ガイドブック　群馬県(http://www.pref.gunma.jp/syokukaigi/index.html)

第 5 章　食品安全基本法と消費者の権利
　　　——食品の安全は守れるのか——

1 甦ったか？　20年前の食品安全基本法

　2003年5月，国会で食品安全基本法が成立し，同年7月には，同法に基づいて内閣府に置かれた食品安全委員会が発足しました。第2章で紹介した『BSE問題調査検討委員会報告』が，この新立法を導いたのだとされています。

　この事実に最も驚いたのは，1981年10月「食品安全基本法の提言」を発表した，東京弁護士会所属の弁護士だったでしょう。突如20年も前の提言が生かされたのか，と勘違いした人もありました。しかし新しい法律の中身に触れてみると，まったく異なっていることが明らかになり，失望感が広がったのです。なぜなら東京弁護士会の提言の一番大切な点は"消費者の権利の確立"でしたが，政府が作ろうとしている法律には，消費者の役割という条文はあっても，消費者の権利という言葉はまったくなかったからです。

　東京弁護士会の提言の骨子はおよそ以下のとおりでした。
　1　食品の安全性を確保し，国民及びその子孫の健康の維持，増進を図る積極的給付行政を目的とするものであることを明確にする。
　2　消費者たる国民には，食品の安全について
　　①安全な食品の供給を受ける権利
　　②安全な食品を選択する権利
　　③食品安全行政に参加する権利
　　などの諸権利があることを明確にし，この権利に対応する

国や地方公共団体の義務並びに事業者の義務を明記する。
3　国や地方公共団体は，食品の安全性を確保するための施策を策定し，食品事業者に対する監視態勢を整備し，飲食に起因する国民の生命，身体に対する危害の発生を防止するよう努めなければならないことを明記する。
4　事業者の義務としては，高度の注意義務をもって食品の安全性を確認し，危害の防止を図り，適正な表示，広告をなさなければならないことなどを明記する。

この骨子に沿った具体的な施策として，以下の制度を提案しました。
1　食品安全委員会を設置し，20名の委員の半数は消費者代表とすること
2　食品安全委員会の審議資料を含む一切の情報の公開と情報提供義務
3　措置請求権と応答義務，措置義務ならびに義務づけ訴訟の可能性

中でも最も大切なものは，消費者の権利であり，この権利の具体化として，食品安全委員会への消費者参加，措置請求権，義務づけ訴訟などの案を考えたのです。措置請求権というのは，消費生活用製品安全法や家庭用品品質表示法にあるような，主務大臣への申出制度のことです。消費生活用製品安全法では，「何人も，必要な措置がとられていないため，一般消費者の生命又は身体について危害が発生するおそれがあると認めるときは，主務大臣に対し，その旨を申し出て，適当な措置をとるべきことを求めることができる。」とされ，「主務大臣は，申出が

あったときは，必要な調査を行ない，その申出の内容が事実であると認めるときは，適当な措置をとらなければならない。」とするものです。

こうした条文は，すべての人にとって欠くことのできない食品についても当然必要であり，仮に食品安全基本法に盛り込めないなら，このとき一緒に改正された食品衛生法に盛り込むべきであったと思います。

東京弁護士会は，2002年12月12日，食品安全委員会担当大臣，厚生労働大臣，農林水産大臣宛に意見書を提出して，消費者の権利，措置請求権などを盛り込むように主張しました。

私は食品安全基本法の審議過程で，衆議院内閣委員会に参考人として出席し，また食品衛生法改正の審議過程で，参議院厚生労働委員会へも出席して，「せっかく食品安全基本法を作り，食品衛生法を抜本的に改正するのであるから，消費者の権利，特に措置請求権を条文として入れ，21世紀にふさわしい画期的な法律にすべきである」という意見を述べました。

ところが制定された食品安全基本法，改正食品衛生法のどちらにも，消費者の権利や措置請求権などは，まったく入っていませんでした。

2　消費者の権利とは何か

消費者の権利が世界的に認識されるようになったのは，1962年3月15日，アメリカのケネディ大統領が議会に向けた行なった演説においてでした。ケネディ大統領は，すべての人は消費

者であるとし，消費者には以下の権利があると宣言しました。これを"ケネディ大統領の4つの権利"と呼んでいます。それは
　①安全を求める権利
　②知らされる権利
　③選ぶ権利
　④意見を聞いてもらう権利
のことです。

　その後，CI（世界消費者機構）は3月15日を「世界消費者の権利の日」とし，世界各地で様々な行動をすることにしました。さらにCIは，
　①生存権を保障する基本的権利
　②安全の権利
　③知る権利
　④選ぶ権利
　⑤意見を反映する権利
　⑥救済を受ける権利
　⑦消費者教育を受ける権利
　⑧健康的な環境を求める権利
という8つの権利を提唱しています。

　ちなみに東京都消費生活条例では，消費者には以下の権利があると定めています。
　①商品又はサービスによって，生命及び健康を侵されない権利
　②商品又はサービスを適切に選択し，適正に使用又は利用を

するため，適正な表示を行わせる権利
③商品又はサービスについて，不当な取引条件を強制されず，不適正な取引行為を行わせない権利
④事業者によって不当に受けた被害から，公正かつ速やかに救済される権利
⑤消費生活を営むために必要な情報を速やかに提供される権利
⑥消費生活において，必要な知識及び判断力を習得し，主体的に行動するため，消費者教育を受ける権利

ところが国レベルでは，行政側も国会も，消費者に権利があることをなかなか認めようとせず，ようやく，2003年5月に公表された国民生活審議会消費者政策部会の，『21世紀型消費者政策のあり方について』と題する報告書において「消費者の位置付けの転換─保護から自立へ」という基本的考え方に基づき，消費者が"自立した主体"として能動的に行動していくためには，

・安全が確保されること
・必要な情報を知ることができること
・適切な選択を行えること
・被害の救済が受けられること
・消費者教育を受けられること
・意見が反映されること

などがまずもって重要であり，これらを消費者の権利として位置付け，消費者政策を推進する上での理念とする必要があると，初めて認めたのです。

この報告はいずれ，消費者保護基本法改正に生かされるはずであり，消費者保護基本法改正が実現されれば，この法律をモデルにして作成された食品安全基本法にも，消費者の権利が盛り込まれる可能性が残っている，という意見もあります。

3　食品安全基本法と消費者保護基本法

成立した食品安全基本法には，美しい言葉が並んではいますが，何となく空疎な感じもしました。私はそこに何か理由があるのではないかと思い，1968年に成立した消費者保護基本法を調べてみたところ，おもしろい発見がありました。この二つの法律を並べてみると，ほとんど同じ文言が並んでいるのです。つまり食品安全基本法は，消費者保護基本法の骨格を借り，「消費者の利益の擁護及び増進」を「食品の安全性の確保」に変えただけなのです。消費者の役割に「意見を表明するように努める」という文言が加わった点だけは違っていますが，この点は，食品安全基本法に「国民の意見の反映」という理念が入ったからです。以下Aを「食品安全基本法」，Bを「消費者保護基本法」として並べてみました。アンダーライン部分を眺めると，まるで双子のように，ほとんど同文であることが分かります。

（目的）
A第1条　この法律は，科学技術の発展，国際化の進展その他の国民の食生活を取り巻く環境の変化に適格に対応することの緊要性にかんがみ，食品の安全性の確保に関し，基本理念を定め，並びに<u>国，地方公共団体及び食品関連事業者の責務並びに消費者の役割を明ら</u>

かにするとともに，施策の策定に係る基本的な方針を定めることにより，食品の安全性の確保に関する施策を総合的に推進することを目的とする。
B第1条　この法律は，消費者の利益の擁護及び増進に関し，国，地方公共団体及び事業者の果たすべき責務並びに消費者の果たすべき役割を明らかにするとともにその施策の基本となる事項を定めることにより，消費者の利益の擁護及び増進に関する対策の総合的推進を図り，もつて国民の消費生活の安定及び向上を確保することを目的とする。

(国の責務)
A第6条　国は，前3条に定める食品の安全性の確保についての基本理念(以下「基本理念」という。)にのっとり，食品の安全性の確保に関する施策を総合的に策定し，及び実施する責務を有する。
B第2条　国は，経済社会の発展に即応して，消費者の保護に関する総合的な施策を策定し，及びこれを実施する責務を有する。

(地方公共団体の責務)
A第7条　地方公共団体は，基本理念にのっとり，食品の安全性の確保に関し，国との適切な役割分担を踏まえて，その地方公共団体の区域の自然的経済的社会的諸条件に応じた施策を策定し，及び実施する責務を有する。
B第3条　地方公共団体は，国の施策に準じて施策を講ずるとともに，当該地域の社会的，経済的状況に応じた消費者の保護に関する施策を策定し，及びこれを実施する責務を有する。

(事業者の責務)
A第8条　食品関連事業者は，基本理念にのっとり，その事業活動を行うに当たって，自らが食品の安全性の確保について第一義的責任を有していることを認識して，食品の安全性を確保するために必要な措置を食品供給行程の各段階において適切に講ずる責務を有する。
　　三　前2項に定めるもののほか，食品関連事業者は，基本理念にのっとり，その事業活動に関し，国又は地方公共団体が実施する食品の安全性の確保に関する施策に協力する責務を有する。
B第4条　事業者は，その供給する商品及び役務について，危害の防

止，適正な計量及び表示の実施等必要な措置を講ずるとともに，国又は地方公共団体が実施する消費者の保護に関する施策に協力する責務を有する。
(消費者の役割)
A 第9条　消費者は，食品の安全性の確保に関する知識と理解を深めるとともに，食品の安全性の確保に関する施策について意見を表明するように努めることによって，食品の安全性の確保に積極的な役割を果たすものとする。
B 第5条　消費者は，経済社会の発展に即応して，みずからすすんで消費生活に関する必要な知識を修得するとともに，自主的かつ合理的に行動するように努めることによつて，消費生活の安定及び向上に積極的な役割を果たすものとする。

　このようにして法律が作られるのかと思うとつまらない気もしますが，消費者保護基本法が改正されて消費者の権利が入れば，食品安全基本法も改正される可能性が大きい，と希望がもてるようにも思います。

4　食品安全基本法の問題点

　第2章で紹介した『BSE問題調査検討委員会報告』が指摘した食品行政の問題点などをふまえ，2002年夏，内閣府食品安全委員会(仮称)設立準備室は，食品の安全性の確保に向けた取組を作成公表しました(115ページの図参照)。
　まず現行の施策を左の枠内にまとめ，次に食品行政をとりまく状況の変化として四つの問題点を掲げ，さらに「食品安全基本法の制定」と「食品の安全性確保に関連する個別法の改正

等」を提示するものです。

　食品行政をとりまく状況の変化には，以下のような順序で問題点が記載され，『BSE問題に関する調査検討委員会報告』は最後です。この並べ方の順序にこそ，成立した法律の問題点があると私は思っています。

「食品行政をとりまく状況の変化」
1　食品に含まれる危害の多様化及び複雑化
2　食品安全に関する国際的動向
3　国内における様々な問題の発生
4　BSE問題に関する調査検討委員会報告

　東京弁護士会が提言を発表しても，国会や行政当局はまったく反応しませんでしたが，1995年には，食品衛生法の大改正がなされています。

　その前年の9月，厚生省が開催した『食生活安心フォーラム報告・安心できる食生活のために―より安全に，より安心に―』によれば，「客観的には食品の安全性確保に関する体制は整っていると判断されるにもかかわらず，実際には残念ながら国民の食に対する不安はむしろ広がりつつあるといっても良い。」「不安に対応するためには，十分かつ明確な情報を迅速に提供すること，消費者が知識をもつこと，情報の発信者が信頼されることが必要である。」として，「まず，安全確保対策に当たる行政，専門家や専門知識を有する者，食品関係営業者が安全性に関する情報を適切に提供するということを重視すべきであり，その上で，全ての食品関係者が各々の立場で各々の責任を果たして，信頼を勝ち得ることが重要である。」と結論づけ

第 5 章　食品安全基本法と消費者の権利

食品行政をとりまく状況の変化

食品に含まれる危害の多様化及び複雑化
- 利便性の追求に伴う危害の多様化複雑化（新規農薬、添加物の開発、食のグローバル化等）
- 新たな危害の判明（O.157、プリオン等）
- 分析技術の向上（検出限界が下がり「ゼロ残留」の達成が困難に）

食品安全に関する国際的動向
- 食品安全には「絶対」はなくリスクの存在を前提に制御するという考え方がかー般化
- → 海外でのリスク評価機関の設立
  - 仏食品安全庁（1999）
  - 欧州食品安全機関（2002）
  - 独連邦リスク評価研究所（2002）

国内における様々な問題の発生
- 加工乳における大規模食中毒
- BSE の国内での発生
- 輸入野菜の残留農薬
- 無登録農薬、指定外添加物の使用

BSE 問題に関する調査検討委員会報告
- 生産者優先、消費者保護軽視の行政
- 専門家の意見を適切に反映しない行政
- 事故を未然に防止しリスクを最小限にするシステムの欠如
- 正確な情報提供と透明性の確保が不十分

食品安全基本法の制定

食品の安全性確保に関連する個別法の改正等

厚生労働省関係
- 食品衛生法等の一部を改正する法律案
- 健康増進法の一部を改正する法律案

農林水産省関係
- 農林水産省設置法の一部を改正する法律案
- 食品の安全性の確保のための農林水産省関係法律の整備に関する法律案
- 飼料の安全性の確保及び品質の改善に関する法律の一部を改正する法律案
- 牛の個体識別のための情報の管理及び伝達に関する特別措置法案
- 食品の製造過程の管理の高度化に関する臨時措置法の一部を改正する法律案

現行の施策

農林水産物の生産段階
- 農薬の販売・使用の規制（農薬取締法）
- 動物用医薬品の製造・使用の規制（薬事法）
- 飼料の製造・使用の規制（飼料安全法）
- 人畜共通伝染病の予防（家畜伝染病予防法）

食品の製造・流通段階
- 食品、添加物などの規格基準などの設定
- 食品営業の許可、営業施設の監視指導
- 検疫所における輸入食品の監視指導（食品衛生法）
- と畜検査・食鳥検査等（と畜場法・食鳥処理法）

食品の表示
- 表示基準の設定と監視指導（食品衛生法、JAS 等）

食品の安全性の確保に向けた取組（内閣府ホームページより）

ています。食生活安心フォーラムメンバーは，厚生省関係団体の研究者，ジャーナリスト，大学教授，食品業界関係者だけで，一般消費者が一人も含まれていませんでした。当時私は，食品の安全性確保に関する体制が整っているとの内容に疑問を抱き，消費者の意見を聞かずに安心を説いても無意味だと思ったものですが，その後，腸管出血性大腸菌O-157による大規模な食中毒と，雪印加工乳食中毒事件がおきたことをみれば，私の危惧は当たっていたのではないかと思っています。

翌95年，それまで事実上野放しだった天然添加物の指定制，営業許可期間の延長，HACCP（総合衛生管理製造過程承認制度）の導入，輸入届け出の電算化などを柱とする，食品衛生法改正がなされました。このとき厚生省は，改正案の骨子について，消費者団体との意見交換説明会を開いたので，消費者団体側はこぞって，食品衛生法の目的の改正を主張しました。

食品衛生法の目的は，2003年改正まで，「飲食に起因する衛生上の危害発生防止と公衆衛生の向上・増進」でしたが，これを「食品の安全性確保と国民の健康保護」に改正せよ，とするのが消費者団体側の要求でした。このことは2003年の改正で，食品の安全性確保と国民の健康保護が目的に入ったことを見れば，まったく正しかったことは明らかですが，なぜか95年には通らなかったのです。

そして翌96年，腸管出血性大腸菌O-157による大規模な食中毒が発生し，2000年には雪印加工乳による食中毒発生，そして2001年にBSE（牛海綿状脳症）発生，違法添加物発覚，違法農薬発覚と，事故事件が相次ぎ，2003年の食品安全基本法制定，

第5章 食品安全基本法と消費者の権利

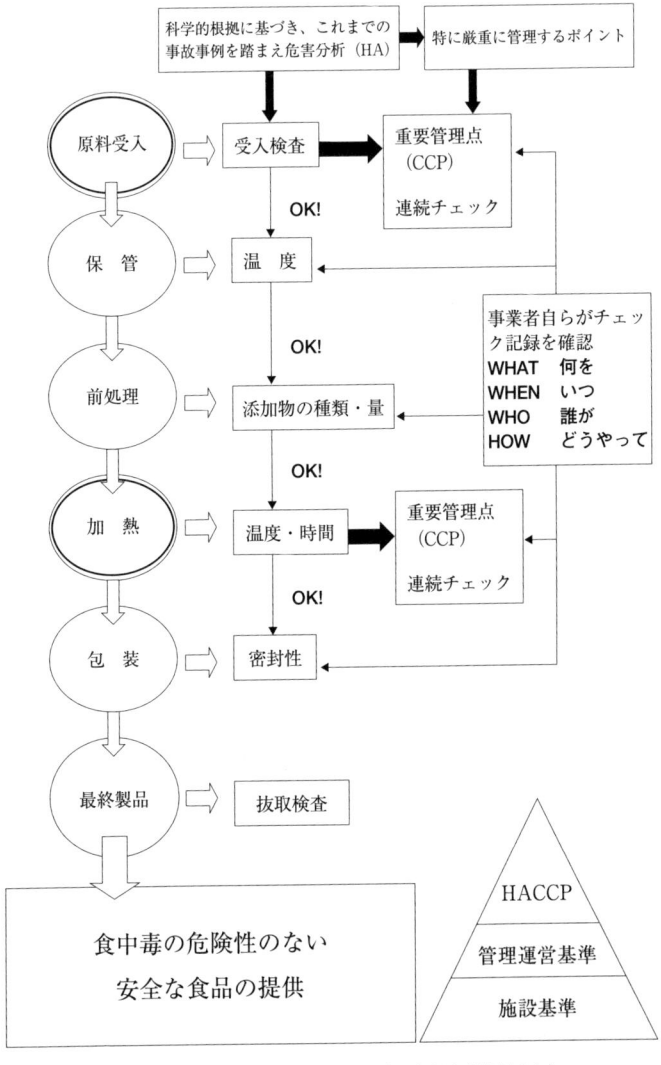

```
                    科学的根拠に基づき、これまでの      特に厳重に管理するポイント
                    事故事例を踏まえ危害分析（HA）

   原料受入  ⇒  受入検査  ━━▶  重要管理点
                                  （CCP）
      ↓                          連続チェック
           OK!
   保 管   ⇒  温 度
                                              事業者自らがチェッ
      ↓                                        ク記録を確認
           OK!                                 WHAT  何を
                                              WHEN  いつ
   前処理  ⇒  添加物の種類・量                   WHO   誰が
                                              HOW   どうやって
      ↓
           OK!

   加 熱   ⇒  温度・時間  ━━▶  重要管理点
                                  （CCP）
      ↓                          連続チェック
           OK!

   包 装   ⇒  密封性

      ↓

   最終製品 ⇒  抜取検査


   ┌─────────────────────┐          △
   │                     │         ╱HACCP╲
   │ 食中毒の危険性のない │        ╱───────╲
   │                     │       ╱管理運営基準╲
   │  安全な食品の提供   │      ╱─────────────╲
   │                     │     ╱   施設基準    ╲
   └─────────────────────┘    ╱─────────────────╲
```

HACCPについて（参議院厚生労働委員会調査室資料より）

食品衛生法改正につながることとなったのです。

ちなみに改正された食品衛生法の目的は，「食品の安全性の確保のために公衆衛生の見地から必要な規制その他の措置を講ずることにより，飲食に起因する衛生上の危害の発生を防止し，もって国民の健康の保護を図ること」となっています。95年の消費者側の要望が，8年間の食品による国民の数々の被害を経て，ようやく実現したことになります。

食品安全基本法は，以下のような基本理念を定めています。

①食品の安全性の確保は，国民の健康保護が最も重要であるという基本的認識のもとに講じられることにより行われなければならない(第3条)。

②農場から食卓までの食品供給行程の各段階(フードチェーンともいいます)におけるあらゆる要素が食品の安全性に影響を及ぼすおそれがあるので，食品の安全性の確保は，食品供給行程の各段階で，必要な措置が適切に講じられることにより行われなければならない(第4条)。

③食品の安全性の確保は，国際的動向・国民の意見に十分配慮しつつ科学的知見に基づいて講じられることにより，国民の健康への悪影響が未然に防止されるように行われなければならない(第5条)。

これらの基本理念に基づき，国の責務，地方公共団体の責務，食品関連事業者の責務と消費者の役割を定めています。消費者には権利は与えられず，食品の安全性の確保に関する知識と理解を深めるとともに，施策について意見を表明するように努めることによって，食品の安全性確保に積極的な役割を果たすと

第 5 章　食品安全基本法と消費者の権利

されています。

　またこうした基本理念に基づき，食品健康影響評価(リスク評価)の実施と，評価に基づいた施策の策定(リスク管理)，情報及び意見の交換の促進(リスクコミュニケーション，関係行政機関の密接な連携)などを提示しています。リスク評価とは，「人の健康に悪影響を及ぼすおそれがある生物学的，化学的，物理的な要因または状態であって，食品に含まれ，または食品が置かれるおそれがあるものが，人の健康に及ぼす影響を評価すること」とされています。リスクとは単に発がん性があるなどだけではなく，これが食品を通じて人に摂取されるおそれ，摂取された場合に人の健康に影響を及ぼすおそれなどを含む考え方です。化学の書物の中では，「ハザード×暴露(ばくろ)」と言われています。ハザードとは発がん性のような有害性のこと，暴露は摂取の可能性のことです。

　また，食品の安全性確保に関する施策は，環境に及ぼす影響についても配慮するべきことも定められました。

　しかしこうした素晴らしい施策が実行されるかどうか，制度的にまったく担保されていない，という問題があります。リスクコミュニケーションを行うとされていますが，今までとどう違うのか，東京弁護士会が求めていた措置請求権条項を入れず，どのように実効性のある情報と意見の交換ができるのか，まったく見えていません。むしろその後の法運用を見ていると，消費者側の意向を尊重する姿勢はあまり見えないと批判されています。

5 食品安全委員会

　食品安全委員会は，食品安全基本法に基づき内閣府に置かれ，2003年7月1日発足しました。委員会はリスク評価という科学的な作業をする機関であるとして，最初から消費者代表委員を排除しており，7名の委員(うち専任4名，非常勤3名)に消費者の立場を代表する人は入っていません。委員は「食品の安全性の確保に関して優れた識見を有する者のうちから，両議院の同意を得て，内閣総理大臣が任命する」ことになっており，任期は3年です。

　しかし専門家の委員といえどもあらゆる部門に通じているわけではありませんから，委員会の下に，2004年1月現在，14の専門調査会が置かれ，非常勤の専門調査会委員が選任されています。食品安全委員会委員，専門調査会委員とも，その名簿はホームページで公開されています。

　事務局は54名ですが，ほとんどが農林水産省と厚生労働省からの出向職員です。一般国民などとの情報と意見の交換のため，リスクコミュニケーション担当官(1人)が置かれ，食品安全ダイヤルが設けられ，食品安全モニターも募集されました。しかし食品安全モニターは応募資格が厳しく，栄養士，薬剤師などの有資格者，食品産業従事者などの経験者，大学などで家政学や公衆衛生学などを修めた者などに限られ，普通の消費者は応募したくても応募できませんでした。

　専門調査会のうち，リスクコミュニケーション専門調査会と

第5章　食品安全基本法と消費者の権利

基本理念

○国民の生命及び健康の保護
○食品の供給に関する一連の行程の各段階における安全性の確保
○最新の科学的知見及び国際的動向に即応した適切な対応

関係者の責務・役割

国の責務
・食品の安全性の確保に関する施策を総合的に策定し、実施

地方公共団体の責務
・国との適切な役割分担を踏まえて、食品の安全性の確保に関する施策を策定し、実施

事業者の責務
・食品の安全を確保するための一義的な責任
・性格かつ適切な情報の提供

消費者の役割
・食品の安全性に関する知識及び理解を深める
・意見の表明の機会等の活用

リスク分析手法の導入

リスク評価
・リスク管理を行う関係省庁から独立
・最新の科学的知見に基づき実施

リスク管理
・リスク評価等の結果を踏まえ、消費者等関係者の意見も聴いて基準等を設定
・予防の観点から特に必要がある場合には、迅速かつ適切に判断的なリスク管理措置を実施

リスクコミュニケーション
・食品の安全性に関する情報の公開
・消費者等関係者が意見を表明する機会の確保

食品安全委員会の設置等

・リスク評価を中心とする食品安全委員会の設置
・リスク分析や危機管理対応に関する基本的な指針の策定

食品の安全性の確保に関する施策の充実

・行政機関相互の連携
・試験研究・人材の確保
・内外の情報収集
・表示制度の適切な運用
・食育の推進
・環境に与える影響の考慮

食品安全基本法の概要(内閣府ホームページより)

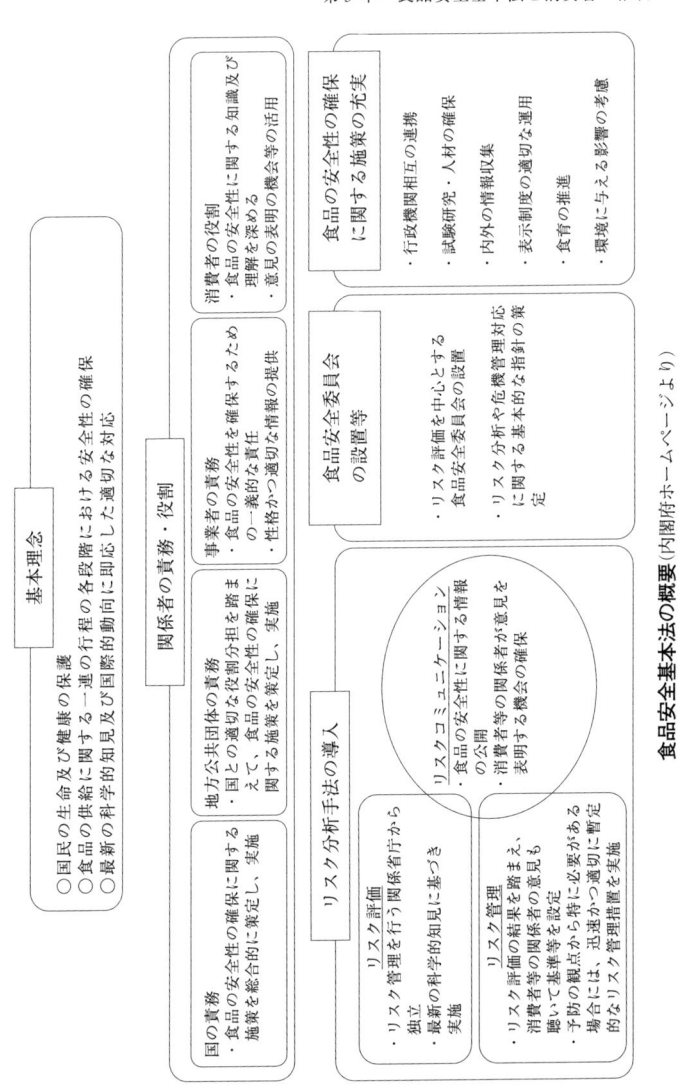

企画専門調査会は，各2名づつの公募委員という制度を設けましたが，私が知っている限り，これまで熱心に消費者運動をしたり，政府批判を繰り返してきたような人々は，誰も採用されませんでした。

　食品安全基本法に基づき，食品の安全に関わる各大臣は，規則を定めるような場合，食品安全委員会の意見を聞かなくてはならないとされているので，委員会の仕事は気の毒なほどたくさんあります。食品添加物の指定，農薬登録，肥料の公定規格設定，飼料添加物の指定，動物用医薬品の製造承認などにつき，すべて意見を求められます。このほかにも，家畜伝染病予防法，と畜場法，農用地土壌汚染防止法，食鳥検査法，ダイオキシン類対策特別措置法，BSE対策特別措置法など，関係する法律はたくさんあります。食品安全委員会は毎週公開で開催され，配布資料も公表されています。

　食品安全委員会は，こうした健康影響評価の結果に基づき，食品の安全性確保のために行なうべき施策について，内閣総理大臣を通じて関係各大臣に勧告することになっています。食品安全委員会はこの勧告権を活用し，関係各省庁に対し，どんどん勧告してほしいものだと思います。

　食品安全基本法は，農場から食卓までの食品供給行程の各段階での安全性確保のために，各省庁間の連携，自治体との連携，国民の意見の反映などの原則を定めていますが，手続が非常に煩瑣(はんさ)になっただけではないかと，私は感じています。たとえば飼料添加物の指定要請が農林水産大臣に出されると，大臣は家畜への安全性について農業資材審議会に諮問し，人の健康影響

第5章 食品安全基本法と消費者の権利

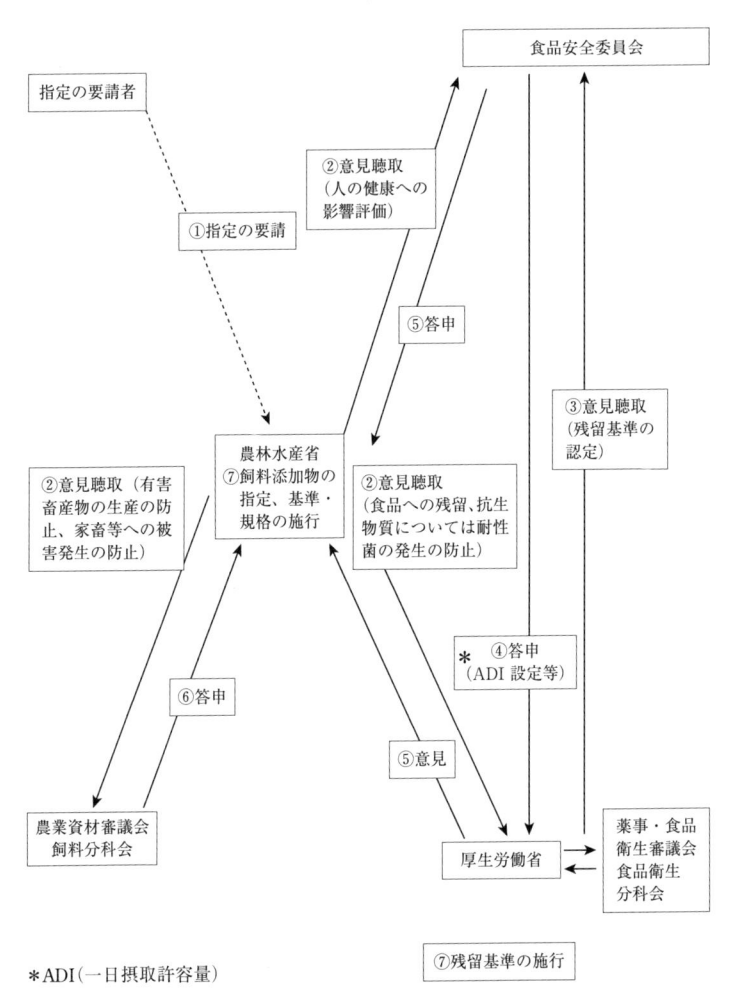

```
                                    食品安全委員会

指定の要請者
                ②意見聴取
                (人の健康への
                影響評価)
    ①指定の要請
                         ⑤答申
                                              ③意見聴取
                農林水産省                      (残留基準の
②意見聴取(有害  ⑦飼料添加物の    ②意見聴取        認定)
畜産物の生産の防  指定、基準・    (食品への残留、抗生
止、家畜等への被  規格の施行     物質については耐性
害発生の防止)                菌の発生の防止)

                                       * ④答申
                                         (ADI設定等)
        ⑥答申
                          ⑤意見

農業資材審議会                              薬事・食品
飼料分科会                    厚生労働省    衛生審議会
                                          食品衛生
                                          分科会

*ADI(一日摂取許容量)              ⑦残留基準の施行
```

飼料添加物の指定・基準規格の設定の流れ

に関して食品安全委員会に意見を求め、食品中への残留基準設定につき厚生労働大臣へ意見を求め、厚生労働大臣は薬事・食品衛生審議会に諮問する。そして全ての答申と意見が出そろったところで、飼料添加物として指定するのです。農薬でも、動物用医薬品でも同様です。またその各段階で国民からの意見募集(パブリックコメント)が行われていますが、専門に関わっているのでない限り、すべてをフォローすることは事実上不可能です。

　アメリカではかつて、農薬登録はEPA(環境保護庁)の業務、食品への残留基準設定はFDA(食品医薬品局)の業務と分かれていましたが、効率的でないとして、残留基準設定まで、EPAの業務にしてしまったことがあります。

　日本でも、これまでの縦割り行政の弊害をなくすためには、本来食品庁を作って業務を一本化しなくてはだめだという議論もあったのですが、各省庁の思惑が優先されて結局実らなかったようです。

6　国民の声は反映されているのか

　食品安全委員会と各省庁は、リスクコミュニケーション(情報と意見の交換)を行なうことになっており、公開ヒアリング、意見交換会などもしばしば開催されています。ところが意見を述べる者の数や意見陳述時間の制限、あるいは事前に論文提出を求めるなど、制限的に運用されている実態もあるようです。

　食品の安全・安心に関しては、行政担当者や食品関連事業者

と消費者の間に，越えがたい溝があり，その溝を埋めることこそリスクコミュニケーションであろうと思われますが，行政側，事業者側は，自ら変わろうとせずに，消費者が学習して理解を深め，変わることによりその溝を埋めてほしい，と思っているように思われます。

　食品安全委員会で，リスクコミュニケーションについて議論がなされたとき，委員長は，「消費者が一番気にしている発がん物質は農薬と添加物だが，実際はタバコ，普通の食生活，そして感染症だ。」と発言していました。つまり発がん物質に関する認識を改めてもらうよう，消費者によく説明して理解してもらうことがリスクコミュニケーションだ，という考え方かと思われます。しかし，タバコや普通の食生活におけるリスクは，自ら選択して減らす努力をすることができるものですが，残留農薬や表示されていない添加物などは，消費者がいくら努力しても減らせないし，見えないのです。選択の余地がないリスクと，選択できるリスクを同列に並べて論ずること自体，消費者としては納得できません。

　また消費者は，これまで専門家の間違った対応にしばしば接しているので，専門家を信頼できない気持ちが強いといえます。たとえば雪印乳業による加工乳食中毒事件(88ページ参照)では，厚生省と大阪市による原因究明合同専門家会議，専門評価会議が設けられ，雪印の10工場を調査した結果，食中毒を発生させた大阪工場と同様の問題はなかった，という報告が出されました。この調査結果に基づき，雪印乳業は，新聞の全面広告で安全性を訴えましたが，その後になって，ほんとうの原因は，北

海道大樹工場における脱脂粉乳の汚染だということが分かった，ということがありました。BSE問題でも，農林水産省は，日本では発生しないと言い続けてきましたが間違いでしたし，アメリカではBSEは発生しないと信じて，無防備に牛肉を輸入し続け，発生してみると，アメリカでは検査態勢も不十分，トレーサビリティシステムも不十分，どこで生まれた牛か，解体された牛肉がどこへ流通しているかさえなかなかつかめないことが分かり，日本国内でも混乱を引き起こしたのです。消費者としては，いったい何を信じたら良いのか分からないでしょう。

　事業者や行政担当者は，消費者の不安の声に謙虚に耳を傾け，同じ危機意識をもって，改善すべきを改善することが必要であると思います。

　2003年4月，食品安全委員会設立に先立ち，市民側の「食の安全・監視市民委員会」が発足しました。私が代表をつとめており，2003年中に，さまざまな意見書，申入書，異議申立などを，13通も提出しました。これに対し，各省庁から文書で回答がくるようになったので，非常な大進歩であるとは思いますが，市民委員会の意見を取り入れてくれたことは一度もありません。

　食品安全委員会に対しては，発がん性の疑いが払拭できないとされる特定保健用食品の安全評価に対する異議申立なども行いましたが無視されました。厚生労働省及び総務省に対しては，農薬残留基準値設定についてのパブリックコメント（意見募集）が，あまりに膨大な資料に基づくもので，普通の消費者には対応できず形骸化しているとの申し入れをしました。この資料を入手するには，ホームページからをダウンロード(PDF)する

か，5000円もするCDを購入するか，着払いの宅配便でコピーを送ってもらうという方法しかありませんでした。コピーの厚さはおよそ7センチもありました。総務省からは形骸化ではないという回答が届き，厚生労働省からは，今後説明会や意見交換会を開くとの回答が届いただけでしたが，本来なら，意見を聞く前に説明会を開くべきでしょう。

　結局どこまでいっても，パブリックコメントやリスクコミュニケーションは，言い放し，聞き置くだけで終わっているように思え，やりきれない気持ちがします。

　これを改善するには，異なる意見のあるものは異議を申し出ることができ，それでも通らない場合は，裁判所に訴えることができる制度などが必要です。

　アメリカの連邦食品薬品化粧品法には，行政手続に関する章があり，誰でも異議申立，パブリックヒアリング（聴聞というミニ裁判）開催要求，法的レビュー（控訴）を求めることができる，などと定められています。

　日本でこうした問題に対し行政訴訟を起こすと，まず訴えることのできる行政処分（処分性）ではない，訴える資格（原告適格）がないという理由で，実質審理に入らないまま却下されることがもっぱらであり，これを"門前払い判決"といっています。2003年12月に東京高裁で出された，小田急線高架化工事に関する住民逆転敗訴判決*は，まさしくこの典型でした。日本の行政訴訟に，行政処分の取消請求訴訟という制度がありますが，誰かが受けた具体的な処分（営業停止処分，販売禁止処分など）について，その処分を受けた人だけが取消を求められる，

> **＊小田急線高架化工事に関する訴訟**　小田急電鉄は，開かずの踏切解消策として，高架化を計画実行しているが，沿線住民53人が，地下化する場合の費用，騒音などについて検討せずに高架化を決定したのは違法であるとして，事業計画認可の取消などを求めて訴訟を起こした。一審の東京地裁は，高架化と地下化についての小田急側の費用計算が恣意的であり違法であるなどとして，国土交通省関東地方整備局長のした行政決定を違法と判決したが，2003年12月，東京高裁は，側道に土地を持つ一部の住民以外の近隣住民には，このような行政訴訟を起こす資格（原告適格）がないとして一審判決を覆し，住民らの訴えを退けた。原告適格が認められた住民についても，認可取消は認めなかった。

という制限的な制度になっています。

　これを改善しようという動きもありますが，日本は，アメリカやドイツなどと異なり，訴訟を裁判沙汰と称してあまり好まない傾向があり，アメリカのような訴訟社会になるのではないかというおそれもあって，残念ながら門戸が開く希望はなかなか見えにくいのが現状です。

参考文献
食品安全委員会ホームページ（http://www.8.cao.go.jp/syokuhin/）
食の安全・監視市民委員会ホームページ（http://wwwl.jca.apc.org.foodsafety/）

第6章 「健康食品」は健康に良いのか
―― "みのもんた症候群" ――

1　健康ブーム

　今の社会は健康ブームです。テレビでは毎日のように、この食品は血液をサラサラにする、あの食品は体脂肪を燃焼させるなどと放送しています。テレビの人気司会者が番組中で勧めた野菜や果物などの食品は、その日のうちに売り切れるともいいます。仙台市に本社がある新聞・河北新報の記者が、こうした健康情報におどらされることを"みのもんた症候群"と名付けたそうです。聞くところによると、こうした番組の担当者には、いろいろな食品の情報が持ち込まれ、またテレビ局側はスーパーなどに対し、取り上げる素材を予め知らせるのだとも言われています。

　健康食品で最も人気があるのは、何といってもダイエット食品でしょう。本来ダイエットとは、日常の食物を指すことばで、治療や医療などのための規定食・特別食という意味から、一般的には"やせること"として使用されています。

　2003年12月22日、厚生労働省は、ダイエット用健康食品「雪茶」が原因と疑われる健康被害が発生した、として商品名などを公表しました。「雪茶」は中国雲南省の西北地方(チベット)の高原に生息している、地衣類のムシゴケを乾燥させたもので、女性誌やテレビなどで取り上げられ、ダイエット茶として人気が出たものだそうです。福岡県在住の50歳代の母親が約1か月間、20歳代の娘が約2か月間飲用し、母の方は動悸や倦怠感を訴えて通院、娘の方は肝機能障害を起こして入院治療を受けた

とされています。

　ダイエット食品による健康被害が社会問題化し，法律改正にまで至ったのが，2002年7月に発覚した中国産ダイエット用健康食品問題です。厚生労働省はたくさんの健康食品の名前と被害実態を公表しましたが，肝機能障害が最も多く，次に甲状腺機能亢進(こうしん)が多く発生していました。たとえば繊之素膠丸(せんのもとこうがん)では，京都市の30歳代の女性が劇症肝炎で死亡しています。

　これらの事件を受けて食品衛生法，健康増進法が改正され，厚生労働省は，指導を強化したり，都道府県からの被害報告を，商品名や事業者名を含め公表するようになりました。

　しかし被害はなかなかなくならず，2003年12月22日までに都道府県から厚生労働省に報告された健康食品による被害事例は，283人（うち死者1人）にも上っています。

　最近の被害事例の中には，「大豆サポニン，トンブリエキス末，杜仲茶エキス末，根コンブ末，ハブ茶エキス末，ガルシニアエキス末，ギムネマエキス末，マルチカルチノイド，ビタミンB1，ビタミンB2，ビタミンB6，ビタミンB12，マカデミアナッツオイル，ミツロウ，グリセリン脂肪酸エステル」を原材料とする「脂散流糖(しさんりゅうとう)・痩健(そうけん)」などという，一見身体に良いものだけを集めたように見える，ダイエット用食品による肝機能障害事例もあります。また，「ブルーベリーエキス末，カロチノイド，ビタミンB1，ビタミンB2，ビタミンB6，ビタミンB12，マリーゴールド，ゼラチン，シソ油，グリセリン，ミツロウ」を原材料とする「ブルーベリーエキス」による肝機能障害なども報告されています。

こうした製品は，雑誌などの広告やホームページ，あるいは口コミなどを通して流通しているものが多く，誰もこのような被害に遭うなどとは，予想もできなかったでしょう。

　私の尊敬するある栄養学の教授は，「身体に良い食べ物というものはなく，身体に良い食べ方があるだけだ」と言っておられますが，なかなかこうした情報は消費者に行き渡らず，若い方も年配者も，何か身体に良いものを食べてさえいれば健康になれる，と思い込んでいるようです。

　河北新報は「豊かさの死角」と題して，現代日本の食生活事情を連載していましたが，その中に学生の食事をテーマとしたものがあります。その記事によれば，東北福祉大学では，近くのコンビニが移転してしまったため，学内に24時間営業のコンビニを誘致したそうです。日本で初めてのことで，学生の昼食用のおにぎりなどが人気らしいとか。また同じ記事によると，東北福祉大では，2000年秋，敷地内に健康食レストラン「食工房　風土」を開設し，有機野菜，雑穀（ざっこく）を使った家庭料理を提供しているそうです。生産から調理まで，食をめぐる環境の望ましい在り方を提案するというもので，コンセプトは食文化の見直しだと書かれています。しかし，客の半数は近所の主婦たちが占め，職員を除くと，学生の利用は少なく，「値段が500円以上で高い」「食べ応えがない」と言われているとも書かれています。

　「料理もしない学生の食生活は，素材の質を問う以前のレベル。食事が基本の運動部の男子学生でさえ，カップめんと栄養補助食品のプロテインで，体力を維持しようとしている」とい

第6章 「健康食品」は健康に良いのか

目 的

BSE 問題や偽表示問題などを契機とする食品の安全に対する国民の不安や不信の高まり
⇒ 食品の安全の確保のための施策の充実を図る 国民の健康の保護を図る

3つの視点に基づく見直し

①国民の健康の保護のためのより積極的な対応、②事業者による自主管理の促進、③農畜水産物の生産段階の規制との連携

見直しの全体像

目的規定の見直し、国・都道府県及び販売業者等の責務の明確化、国民等の意見の聴取(リスクコミュニケーション)

規格・基準の見直し	監視・検査体制の強化	食中毒等飲食に起因する事故への対応の強化	罰則強化
○農薬等の残留規制の強化(ポジティブリストの導入) ○安全性に問題のある既存添加物の使用禁止 ○特殊な方法により摂取する食品等の暫定的な流通禁止措置 ○健康の保持増進の効果等についての虚偽などの表示・大などの広告などの表示の禁止	○監視・検査体制の整備 ・命令検査の対象食品等の政令指定の廃止 ・指定検査機関制度の登録制度への見直し ・民間法人を活用したモニタリング検査等の実施 公表 ・都道府県等食品衛生監視指導計画の策定・公表 ・厚生労働大臣による輸入食品監視指導計画の策定・公表 ・厚生労働大臣による輸入業者に対する営業禁止処分規定の創設 ○営業者による食品の安全確保の製造過程(ハサップ)承認への更新制導入 ・食品衛生管理者の責務の追加等	・大規模・広域な食中毒等の発生時の厚生労働大臣による調査の要請等 ・保健所長による調査及び報告	・表示義務違反、法人に対する罰金の額の引き上げ 等

関連して、
「と畜場法及び食鳥処理の事業の規制及び食鳥検査に関する法律」についても所要の見直しを行う。

食品衛生法等及び健康増進法の一部改正(2003年2月厚生労働省食品保健部資料)

う関係者の声も掲載されています。

こうした偏(かたよ)った食生活をする一方で、健康でありたい、女性ならスリムな身体でありたいという希望が強く、健康食品、栄養補助食品、サプリメントなどに走ることになるのでしょう。現在健康食品市場は数兆円に達しているとも言われています。

2　医薬品と食品

健康食品ほど制度的にわかりにくいものはありません。むしろ制度の隙間(すきま)を利用して売り込んでいる事業者が多いのではないか、と思われるほどです。

食品とは、食品衛生法により「すべての飲食物をいう」ことになっていますが、医薬品と医薬部外品(次ページ参照)は除外されます。飲んだり食べたりするものでも、薬は食品ではなく、薬事法という法律で規制されることになっているからです。

通常「薬」という場合、医薬品と医薬部外品を指し、薬事法という法律によって定義が定められています。

医薬品とは以下のものを言うとされています。
① 日本薬局方(にほんやっきょくほう)に収められている物(日本薬局方というリストに収載されている物で、局方(きょくほう)薬品といわれている)
② 人又は動物の疾病(しっぺい)の診断、治療又は予防に使用されることが目的とされている物であつて、器具器械(歯科材料、医療用品及び衛生用品を含む。以下同じ。)でないもの(医薬部外品を除く。)
③ 人又は動物の身体の構造又は機能に影響を及ぼすことが目

的とされている物であつて,器具器械でないもの(医薬部外品及び化粧品を除く。)

医薬品の定義は非常に分かりにくいのですが,疾病の診断・治療・予防目的の物,身体の構造・機能への影響目的の物とされているので,病気の治療や予防を目的としたり,身体の構造(背が高いとか痩せているなど)や,身体の機能(血行が良いなど)に影響を及ぼすことを目的とする飲食物は,本来すべて医薬品として製造承認を受けなくてはならないことになります。承認を受けずに「病気の治療」や「病気の予防」,あるいは「血行を良くする」「痩せる」などを目的にした食品を販売すると,未承認医薬品として薬事法に違反することになります。ただし野菜,果物,パンなど,食品であることが明らかなものは除外されています。

医薬部外品とは以下のものを言うとされています。

次の各号に掲げることが目的とされており,かつ,人体に対する作用が緩和な物であって器具器械でないもの及びこれらに準ずる物で厚生労働大臣の指定するものをいう。

①吐きけその他の不快感又は口臭若しくは体臭の防止

②あせも,ただれ等の防止

③脱毛の防止,育毛又は除毛

④人又は動物の保健のためにするねずみ,はえ,蚊,のみ等の駆除又は防止

医薬品や医薬部外品は,一定の作用・効能の存在を前提として承認されるのですが,作用のあるものは副作用もあることが通例ですから,動物実験や臨床試験が義務づけられ,副作用に

ついては使用上の注意，禁忌(きんき)などを添付文書に記載させたり，場合によっては使用できる医療機関を制限したりして，副作用による被害を防ごうとしています。また，副作用によって被害を受けた場合に備えて，医薬品業界の拠出などによる副作用被害救済基金が設けられています。

　健康食品など通常の食品については，このような基金などの制度はなく，また製造販売業者には零細企業も多いため，問題が発生した後倒産し，被害者も救済されず，被害品の回収もされずに放置されているケースもあるそうです。

　薬と食品の区別については，かつて「四六通知」と呼ばれる，1971年(昭和46年)に出された厚生省薬務局長通知により，含まれる成分，素材，剤型，用法用量などが，細かく定められ，医薬品成分の食品への使用が原則禁止されていました。

　ところが規制緩和，市場開放の観点から見直しが行われ，2001年3月，カプセルや錠剤タイプの食品も認められることとなりました。これに伴い，「もっぱら医薬品として使用される原材料のリスト」と，「病気の治療や予防などの医薬品的効能効果をうたわない限り，食品に入っていても医薬品とは判断しない原材料のリスト」が作成されました。

　2002年8月ダイエット茶による被害発生後に，中国政府が許可を取り消した健康食品は，含有(がんゆう)を認められていないフェンフルラミンなどの医薬品成分が入っているものばかりでした。

　しかし，厚生労働省が「医薬品とは判断しない原材料のリスト」は，「アケビの実は食品に入れても良いが，つる性茎は医薬品成分である」とか，「アサガオの花と葉は食品，種子は医

(概要図)

医薬品 (医薬部外品を含む)	保健機能食品		一般食品 (いわゆる健康食品を含む)
	特定保健用食品 (個別許可型)	栄養機能食品 (規格基準型)	
	栄養成分含有表示 保健用途の表示 (栄養機能表示) 注意喚起表示	栄養成分含有表示 栄養機能表示 注意喚起表示	(栄養成分含有表示)

薬品」などと細かく分かれているので，非常にわかりにくいものとなっています。

これは被害が発生したときの原因物質調査には役立っても，消費者が健康食品を買うときに判断する基準とはなりえないように思います。

医薬品は薬局でしか販売が許可されていませんが，量販店など流通業者から規制緩和の要求があり，胃腸薬など一部の医薬品を医薬部外品として，コンビニや量販店でも販売できるようになりました。

3　保健機能食品

1980年代，文部省科学研究費特別研究として，食品の第3の機能に関する研究がなされました。食品には栄養という第1の機能と，おいしいという第2の機能があるほか，生体調節という第3の機能があるというもので，この機能を強調したのが機能性食品と呼ばれたものです。そうした食品を制度づけたもの

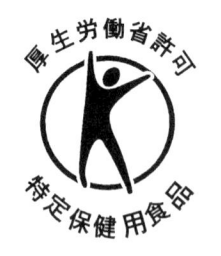

が，特定保健用食品でした。

当時栄養改善法という法律に基づく「特別用途食品」許可標示という制度がありました。これは減塩食，糖尿病食などや，妊産婦・授乳婦用，乳児用，高齢者用などの食品に，特別の標示(マーク)を付ける制度ですが，ここに特定保健用食品の許可標示(マーク)という制度を加え，一定の保健用途表示を可能にしたのです。

その後，2001年4月から栄養機能食品という制度も設けられ，現在ではこの2つを，「保健機能食品」と呼んでいます。これらの区別は137ページの図のとおりですが，大きくは医薬品と食品に区分され，食品が一般食品と保健機能食品に区分されます。いわゆる健康食品は一般食品に含まれ，法律的な根拠のあることばではありません。

保健機能食品は，以下のような基本的考え方に従ったものでなくてはならないとされています。

①国の栄養目標及び健康政策に合致したものであること。

②栄養成分の補給・補完あるいは特定の保健の用途に資するもの(身体の機能や構造に影響を与え，健康の維持・増進に役立つものを含む)であることを明らかにするものであること。

③表示の科学的根拠が妥当なものであり，かつ事実を述べたものであること。

④消費者への適切な情報提供の観点から，理解しやすく，正しい文章及び用語を用い，明瞭なものであること。

⑤過剰摂取や禁忌による健康危害を防止する観点から，適切な摂取方法等を含めた注意喚起表示を義務づけられること。
⑥食品衛生法，栄養改善法，薬事法等の法令に適合すること。
⑦医薬品等と誤認しないよう，保健機能食品（栄養機能食品あるいは特定保健用食品）である旨を明示するとともに，疾病の診断，治療又は予防に関わる表示をしてはならないこと。

保健機能食品のうち特定保健用食品と表示してマークをつけるには，厚労大臣の個別の許可が必要ですが，栄養機能食品は厚生労働大臣の定めた規格基準に合致していれば，個別の許可は不要です。特定保健用食品の表示許可を受けるには，一定の試験結果により，人に対する効果が証明される必要があります。

保健用途の中では，「お腹の調子を整える」「腸内環境を良好に保つ」などの乳酸菌・オリゴ糖などが最も多く，ついで「コレステロール高めの方へ」「コレステロールの吸収をしにくくする」などの大豆たんぱく質などが多くなっています。今後は「血圧が高めの方へ」「コレステロールの高めの方へ」「血糖値が気になる方へ」など生活習慣病に効果のある食品分野に対する企業の注目が集まっているといいます。2003年末現在で表示の許可を得た商品は約400品目で，2004年には3500億円程度の市場になるだろうともいわれています。

特定保健用食品は，食品でありながら薬効に近い表示を認める制度なので，医薬品と区別するためのルールが必要であるとして，以下のような表示が義務付けられています。

①保健機能食品（特定保健用食品）であること

②栄養成分表示
③特定の保健用途の表示(許可された表示)
④一日当たりの摂取目安量
⑤摂取方法
⑥一日当たりの栄養所要量に対する充足率
⑦摂取をする上での注意事項

中でも重要なことは摂取する上での注意事項で,「本品は,多量摂取により疾病が治癒したり,より健康が増進するものではありません。1日の摂取量目安量を守ってください。」などと表示しなくてはなりません。

栄養機能食品は,特定保健用食品と異なり,特定の保健用途を表示することはできず,「カルシウムは歯や骨の形成に必要な栄養素です。」などの栄養成分のもつ機能を表示することができる制度です。2003年末現在,規格基準が設定されているのは,ビタミン12種とミネラル2種(カルシウムと鉄)で,栄養機能食品には,以下の表示が義務付けられています。

①保健機能食品(栄養機能食品)である旨
②栄養成分表示(機能表示する成分を含む)
③栄養機能表示
④一日当たりの摂取目安量
⑤摂取方法
⑥一日当たりの栄養所要量に対する充足率
⑦摂取をする上での注意事項
⑧本品は,特定保健用食品とは異なり,厚生労働省による個別審査を受けたものではない旨

なおビタミンAについては,「妊娠3か月以内または妊娠を希望する女性は過剰摂取にならないよう注意してください。」という注意表示も記載することが義務づけられています。さらにガルシニア抽出物の継続摂取による動物実験で,精巣(せいそう)への悪影響が示されたため,過剰摂取を控えるようにとの注意表示も行なうことになっています。

2002年に栄養改善法は廃止されて,健康増進法として生まれ変わり,食品だけでなく,受動喫煙の防止など,国民の健康増進に関する施策が盛り込まれました。この法律に基づき,健康食品について,虚偽または誇大な表示・広告が禁止されました。

2003年には食品衛生法も改正され,普通に食べられている食品とは違う原材料や,違う食べ方をする健康食品などについて,早いうちに販売を禁止できる制度も創設されました。

これらに基づき,2003年8月,あいまい表示を規制する新たなガイドラインが制定されました。「医者に行かずともガンが治る!」「○○検査センター認可食品。もし痩せなかったらお金はいっさいいただきません。」などの広告をした場合,厚生労働大臣が必要な措置(削除など)を勧告し,勧告に従わなかった場合には必要な措置をとるよう命令し,さらに従わない場合には,6か月以下の懲役または100万円以下の罰金が科せられることとなりました。

なお,1994年からは「栄養表示基準制度」も行われています。これは栄養強調表示などともいわれるもので,「無糖」「低糖」「塩分が少ない」「カルシウムが多い」などという表示をする場合の一定の基準などが定められています。

まずある種の栄養素(カルシウムなど)が含まれているという表示をしたい場合は，カルシウムだけでなく，たんぱく質，脂質，炭水化物，ナトリウムの量と熱量も表示しなくてはなりません。またゼロ(無)や低，あるいは高いなどの表示をするための要件も，表のように定められています。

なお低糖と，甘さ控えめとはまったく違う意味であることに注意が必要です。甘さは含まれる糖分の量を示すものではなく，味覚に関わるものにすぎないので，甘さ控えめで糖分は多い，という食品もあり得るからです。

4　国際食品規格委員会(CODEX)による健康食品の表示

食品について国際基準を定めるため，WHO(世界保健機関)とFAO(国連食糧農業機構)は1962年に合同で，国際食品規格委員会を設置しました。通称CODEX委員会と呼ばれていますが，2003年1月現在加盟国は168か国で，29の下部組織(部会等)があります。たとえば世界規模全般課題規格部会の中に，「一般原則」「食品添加物・汚染物質」「食品衛生」「食品表示」「分析サンプリング」「残留農薬」「残留動物用医薬品」「食品輸出入検査認証システム」「栄養・特殊用途食品」の9部会が設置されています。

ここでつくられた基準は加盟国を法的にしばるものではありませんが，WTO(世界貿易機関)での，貿易紛争解決の際の判断基準とされることにより，事実上強制力をもつことになっています

栄養表示基準

高いとの表示の基準(100gまたは100ml当たり下記の量以上。ただし清涼飲料水の場合は原則の2分の1の量)

たんぱく質	12g
食物繊維	6g
カルシウム	210mg
鉄	3.6mg
ナイアシン	4.5mg
パントテン酸	1.50mg
ビタミンA	162μg
ビタミンB1	0.30mg
ビタミンC	30mg
など	

ゼロ(無)表示の基準(100gまたは100ml当たり以下の量未満)

脂質	0.5g(ドレッシングの場合3g)
飽和脂肪酸	0.1g
コレステロール	5mg
糖類	0.5mg
ナトリウム	5mg
熱量	5kcal

低いとの表示の基準(100gまたは100ml当たり以下の量以下、清涼飲料水の場合は原則の2分の1・ただしナトリウムは120mg)

脂質	3g
飽和脂肪酸	1.5g
コレステロール	20mg
糖類	5g
ナトリウム	120mg
熱量	40kcal

　食品の栄養表示については，食品表示部会，栄養・特殊用途食品部会がそれぞれ検討し，包装食品表示一般規格(虚偽記載の禁止など)，強調表示に関する一般ガイドライン，栄養表示に関するガイドライン，栄養強調表示の使用に関するガイドラインなどが制定されています。強調表示(Claim)とは，「食品が，その起源，栄養的特性，性質，生産，加工処理，組成あるいは

その他あらゆる品質に関して特別な特徴を持つことを述べたり，示唆あるいは暗示するすべての表示」のことで，強調表示には次のものが含まれます。

・栄養素機能強調表示（Nutrient Function Claims）
（栄養素以外の）その他の機能強調表示(Other Function Claims)
・疾病リスク低減強調表示(Reduction of Disease Risk Claims)

日本の保健機能食品は，栄養素機能強調表示及びその他の機能強調表示に該当しますが，「ある種の食品や食品成分などが特定の疾病を予防する効果がある」と表示できる疾病リスク低減表示は，現在のところ日本では認められていません。しかし今後日本でも取り入れることを考えるべきである，という意見もあります。

池上幸江氏の「保健機能食品の概要と課題」(FOOD & FOOD INGREDIENTS JOURNAL OF JAPAN Vol. 208, No2., 2003)によれば，イギリスでは一般強調表示という制度があり，疾病リスク低減表示に該当し，またスウェーデンなどのヨーロッパの健康強調表示は，CODEXの議論が反映されて，高度機能表示と疾病リスク低減表示に該当するとされています。一方アメリカでは科学的な根拠があれば，FDA(食品薬品局)へ報告するだけで，健康強調表示をすることができますが，FDAが保証したものではないことを明記しなくてはならないとなっています。これらについては1994年に法律が制定され，こうした食品はDietary Supplement Health and Education Actという法律の頭文字をとって，DSHEAと呼ばれています。

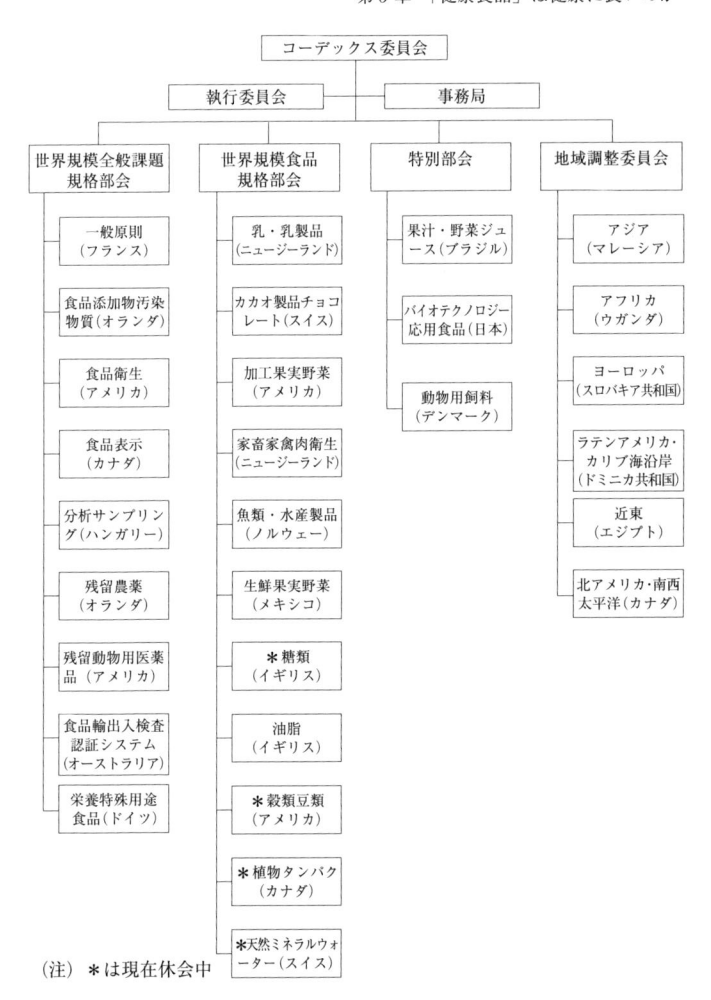

第6章 「健康食品」は健康に良いのか

```
                    ┌─────────────────┐
                    │ コーデックス委員会 │
                    └─────────────────┘
                    ┌────┴────┐
            ┌───────────┐ ┌─────────┐
            │ 執行委員会 │ │ 事務局  │
            └───────────┘ └─────────┘
```

世界規模全般課題規格部会	世界規模食品規格部会	特別部会	地域調整委員会
一般原則（フランス）	乳・乳製品（ニュージーランド）	果汁・野菜ジュース（ブラジル）	アジア（マレーシア）
食品添加物汚染物質（オランダ）	カカオ製品チョコレート（スイス）	バイオテクノロジー応用食品（日本）	アフリカ（ウガンダ）
食品衛生（アメリカ）	加工果実野菜（アメリカ）	動物用飼料（デンマーク）	ヨーロッパ（スロバキア共和国）
食品表示（カナダ）	家畜家禽肉衛生（ニュージーランド）		ラテンアメリカ・カリブ海沿岸（ドミニカ共和国）
分析サンプリング（ハンガリー）	魚類・水産製品（ノルウェー）		近東（エジプト）
残留農薬（オランダ）	生鮮果実野菜（メキシコ）		北アメリカ・南西太平洋（カナダ）
残留動物用医薬品（アメリカ）	＊糖類（イギリス）		
食品輸出入検査認証システム（オーストラリア）	油脂（イギリス）		
栄養特殊用途食品（ドイツ）	＊穀類豆類（アメリカ）		
	＊植物タンパク（カナダ）		
	＊天然ミネラルウォーター（スイス）		

（注）＊は現在休会中

コーデックス委員会組織図（仮訳）

〔CODEX ALIMENTARIUS COMMISSION PROCEDURAL MANUAL Twelfth edition参照〕（衆議院厚生労働委員会調査室資料）

5　健康食品との付き合い方

　こうした保健機能食品以外に，法律に根拠のない"いわゆる健康食品"があるのです。健康補助食品，栄養補助食品，サプリメントなどの名称も使われています。健康食品については，財団法人日本健康・栄養食品協会(JHFA)という協会があり，JHFAマークの許可承認制度を設けています。協会では学識経験者を含む「適正審査委員会」を設け，原料・製品中の規格成分，製造所や包装所の確認，分析書による品質チェック，ラベル等の表示事項などを審査して，マーク使用を許可しているとのことです。協会に加盟している事業者は2003年末現在，約1200社だとのことですが，加盟していない事業者も多く，薬事法違反すれすれの表示をしたり，中には明らかに違法な表示をする事業者もあります。

　東京都は毎年健康食品の表示調査を行っていますが，2003年8月に公表された同年第1回調査報告によると，90％以上の健康食品が，何らかの違法表示をしていたということです。インターネットで購入したものは違反率が高く，健康茶は試買した22品目すべてで違反がみつけられています。

　たとえば「天然の血糖値降下剤と言われ」「便秘をなくし，余計な脂肪と老廃物を体外に排出してしまう」「伝統医学の理論に基づき，現代医学の知識を生かして開発された」などという表示があったそうですが，これは薬事法に違反する表示です。表示がまったくないものまであったと報告されています。

第6章 「健康食品」は健康に良いのか

　また，含有を許されない医薬品成分が含まれている物もありました。2002年（平成14年）第2回の東京都の調査によると，医薬品成分であるセンナ葉軸を含有する製品が5品目も発見されています。

　また，中国原産の「千年草減肥香茶」や「鳳凰軽身痩・タピオカ入りダイエットココナッツミルク」には，下剤として使用される場合と同程度の，D－ソルビトール（糖アルコール）が添加されているので食べないようにと，厚生労働省のホームページで警告されています。

　なお，ノコギリヤシ（セント・ジョーンズ・ワート）を成分とする健康食品の場合，抗HIV薬，免疫抑制剤，経口避妊薬（ピル）などの医薬品の効果を，減少させてしまう働きがあります。ノコギリヤシが含まれている製品には，「本品の摂取によって医薬品の効果が減少するおそれがありますので，医薬品を服用する方は，本品の利用を控えるか，または医師，薬剤師に相談の上，ご利用ください。」などと表示してあるものもありますが，ラベルの文字が小さく気づきにくい，という批判もあるので気をつけてください。避妊用ピルを常用している女性などは，食品の成分表示などを良く読むことが大切です。

　食事は健康の源ですから，毎日きちんと食事をとること，いろいろな種類のものを適量とるように心掛けること，よく噛むことなどが大切でしょう。その上で，なお栄養の補充などが必要なときに，健康食品などを栄養補助食品として利用するようにすべきではないでしょうか。しかし実際は，規則正しい生活ができない状態にあるのが現代人であり，不規則な食生活を補

充するものとして、健康食品に頼ることになることが多いと思われ、最も頭の痛い、解決困難な問題です。

　しかし一方、野菜や果物をたくさんとるとか、脂肪分や塩分を控えることががん予防に大切であるなどという情報は、大事にしたいと思います。ただしこれにも限度があり、何かが身体に良いと言われたからといって、そればかり毎日とるような、偏った食生活は避けるべきです。

　たとえば納豆は、血液をサラサラにしたり、骨を丈夫にするなどと言われています。また、大豆には天然の女性ホルモン成分が含まれているので、日本人女性は欧米の女性に比較して更年期症状が軽い、とも言われています。だからといって、ごはん代わりに納豆を食べるなどという食生活をするべきでないことは、明らかでしょう。

　もし特定保健用食品、栄養機能食品、健康食品などを選ぶときには、まず制度をよく知り、マークを確認することが大切です。コンビニや薬局に並んでいて、同じように見えるドリンク剤でも、表示を見てみると、医薬品、医薬部外品、特定保健用食品、栄養機能食品、清涼飲料水などであることが分かります。医薬品は薬局でしか買うことができないので、はっきり区別することができますが、自分が何を必要としているのか、マークや成分表示などを確認し、本当に必要なものかどうか良く考えることが大事です。

　次に、摂取量の目安や摂取上の注意事項をよく読むことが大切です。健康食品は薬ではありませんから、病気が治るとか、予防できるなどの効果を期待して摂取することは好ましくあり

第6章 「健康食品」は健康に良いのか

ません。

また食べたり飲んだりして具合が悪くなった場合は，ただちに中止して医師の診断を受けましょう。入院，通院によって回復している例も多いのです。表示などについて，保健所にも相談窓口があります。

具合が悪くならなくても，セールストークにだまされて，高価なものを買わされたようなときは，特定商取引に関する法律(旧訪問販売法)や，消費者契約法によって，クーリングオフ(一定期間内に無条件で白紙に戻すこと)，あるいは契約の取消などを請求できます。方法が分からない場合は，近くの消費者センターなどへ相談してください。

しかしやはり，健康な食生活には，適量・バランス以外のキーワードはないようです。

参考文献
厚生労働省ホームページ(http://www.mhlw.go.jp/)
東京都ホームページ(http://www.metro.tokyo.jp/)

食品事故関連年表

1955. 6		森永ドライミルク事件(ヒ素混入)　患者12,131名　死者130名
1956. 5		水俣病発生　有機水銀中毒　患者11,000名以上　死者46名以上
1965. 6		新潟水俣病　患者49名以上　死者5名以上
1968.10		カネミ油症事件発生　届出患者14,000名　認定患者1,900名　死者28名以上(訴訟上の和解1987年、ダイオキシンの観点から見直し2002年)
1969.10		食品添加物チクロ使用禁止
1969.10		森永ヒ素ミルク事件発掘(14年目の訪問)
1971. 4		DDTなどの販売禁止命令(最初で最後)
1971. 5		母乳中のBHC・DDT汚染発覚
1973.10		化学物質の審査及び製造等の規制に関する法律制定
1974. 6		PCB特定化学物質指定
1974. 8		食品添加物AFII禁止
1975. 4		輸入かんきつ類から指定外添加物OPP・TBZ(1977・1978年指定)
1976. 9		アメリカ食用赤色2号禁止
1980. 5		小中学校の学校給食でカンピロバクター集団食中毒　患者520名
1981. 9		アフラトキシン汚染ナッツ
1981.10		東京弁護士会食品安全基本法の提言
1982. 2		食品添加物(酸化防止剤)BHAに発がん性
1983. 6		アメリカ五大湖産ワカサギ　ダイオキシン汚染
1984. 6		辛れんこん事件(ボツリヌス菌A型)　患者31名　死者11名
1985. 7		ジエチレングリコール入りワイン事件
1989〜		トリプトファン事件　主としてアメリカで患者1万名以上　死者38名
1989. 9		東京都食品安全条例直接請求
1990. 6		指定外添加物イマザリル発見(1992年指定)
1992.11		農薬裁判提訴(2000年敗訴確定)
1996. 5		O-157食中毒発生(堺市　患者6,000名以上)
2000. 7		雪印加工乳食中毒　患者14,000名以上
2001. 9		国内発の狂牛病発見(2004年3月現在11頭)
2001〜		偽装表示商品出回る
2002. 4		BSE問題検討会報告書
2002. 5		政府関係閣僚会議―食品安全基本法制定・食品安全委員会設置提案
2002. 5		中国産野菜農薬違法残留問題
2002. 6		協和香料指定外添加物製造発覚・加工食品回収
2002. 7		中国産偽やせ薬により被害発生　患者約300名・死者1名
2002. 8		無登録農薬販売使用発覚

2002.12	農薬取締法改正
2003. 5	〃
2003. 5	食品安全基本法制定
. 5	食品衛生法改正
. 7	食品安全委員会発足

あとがき

　この本の原稿を完成させた直後に、アメリカ産牛肉を100％使用していた牛丼チェーン店から、牛丼が姿を消すということになり、マスコミは異常な大騒ぎをしました。これまで牛丼を食べたことがない人まで、物珍しさから行列に並びました。
　さらに京都府で大規模な鳥インフルエンザが発生し、養鶏場の社長は故意に隠したと疑われ、会長夫妻は自殺してしまうという大事件にまで発展しました。通報の遅れが原因で、この農場から出荷された鶏肉や卵とその加工品は、北は青森県から南は愛媛県まで広がってしまったのです。各地で鶏が処分されましたが、生きたまま袋に詰められ、埋められた鶏の姿は悲惨そのものです。鶏肉と卵の値段も下がり、養鶏業が成り立たなくなっていくところも出ました。
　卵は物価の優等生などと言われて、スーパーでセールの目玉商品にされ、10個で100円しない、などというとんでもない値段で売られているのです。京都で卵の賞味期限を偽って出荷した事件の背景にも、こうした卵の非常識な低価格競争があるとの指摘があります。大手の養鶏業者が大量生産するので、小さい業者はやっていけないのだそうです。
　2004年3月16日、政府は遅ればせながら、「鳥インフルエンザ緊急総合対策」を発表しました。国民の皆さまへというホームページでは、卵や鶏肉は加熱して食べれば大丈夫と言ってい

ます。鳥インフルエンザは1997年に香港で人への感染が確認され，日本でも79年ぶりに2004年1月，山口で発生しました。幸い日本で鳥インフルエンザが人に感染した例は報告されていませんが，他の国では見られないカラスへの感染が確認されています。

対策の中に，野鳥からの感染防止のため，窓のない"無窓鶏舎"への改築に対する補助金というものがあります。無窓鶏舎は近代養鶏の象徴で，こうした飼育方法は鶏の健康に有害だと言っている人たちもたくさんいます。昼夜の区別をつかなくして勘違いさせ，2日で3回産卵させる技術だとの指摘もあります。こうした近代養鶏を見直すのではなく，さらに推進させようという方針は，いったいどこから出てくるのでしょうか。

2004年3月まで放映していたNHK朝の連続テレビ小説『てるてる家族』には，お祝いのたびに家族全員ですき焼き鍋を囲むシーンがたびたび登場しました。牛肉は貴重品で，お祝いの日の食事だったのです。そうしたご馳走が，1杯280円で食べられること自体おかしいと思いませんか。バブル経済時代，土地の値段は高騰し，他の物の値段もどんどん上がったのに，卵や牛丼の値段は上がらず，バブル崩壊後のデフレ時代には，下がりさえしました。こうした低価格競争により，何かが，どこかで犠牲になっているはずだと思います。

牛丼が消えるという日，多くの人が並んで食べた牛丼の牛肉は，BSEが発生したアメリカ産であり，もしかするとBSEにかかっている牛の肉かも知れないのです。アメリカでは，骨についている肉を高圧を使ってこそげ落とす「先進的食肉回収

あとがき

(AMR)システム」と呼ばれる機械による解体処理を行っており，検査の結果，牛肉サンプルの約3割に危険部位である脊髄組織が含まれていたことがわかっています(2003年12月26日東京新聞)。

　ある新聞のコラム欄に，"牛丼依存症"ということばがありました。「食べたくて食べたくて，食べないではいられない」，それが依存症です。牛丼は一種宗教のようだという記事もありましたが，愛好者は強いこだわりも持っているようです。これも依存症の表われでしょうか。

　同じように，のどが渇く病気でもないのに，毎日ペットボトルを持ち歩いて，いつも飲んでいる人は，ペットボトル依存症かもしれません。以前"ペットボトル症候群"ということばがはやったこともありました。

　アメリカでは，チーズバーガーなどのファーストフードで肥満になったとして，ファーストフード会社を訴えるケースが増加し，これを禁止する法律が下院で可決されました。この本が出るころには上院でも可決されているかもしれません。肥満はファーストフードのせいではなく，自分の責任だから会社を訴えてはいけないとする法律ですが，多発している訴訟で，人々は，ファーストフード依存症を主張しているのです。つまりファーストフード会社によって，ファーストフード依存症，別のことばでいえば，ファーストフード中毒にさせられ，食べずにいられなくて肥満になったと訴えているわけです。

　日本ではこんな裁判など考えられませんが，タバコの依存性を訴えた"タバコ病裁判"なら日本でも起こされています。訴

訟の本場アメリカでは，州政府まで，州の健康保険財政に打撃を与えたとしてタバコ会社を訴えた例もあります。

1960年代半ばからの高度経済成長以降，食品は工業品のように大量生産，広域流通されるようになりました。大量生産は，お客がリピーターになって買い支えてくれなければ成り立ちません。リピーター，つまり「また食べに来よう」「また買って食べよう」というお客を作り続けなければならないのです。安くおいしく手軽な外食・加工食品で，私たちはリピーターという名の依存症にさせられ続けているように思います。

安く買う楽しみ，あるいは買い物自体も依存性をもっており，買い物依存症ということばさえあります。こうした依存症になると，毎日スーパーのチラシを見て，1円でも安い店に行かなくては気がすまないのかもしれません。

でもこうして1円を節約した人も，外出先で，おいしいケーキや，紅茶・コーヒーなどに数百円から千円使うのを少しも矛盾とは感じないようです。日常の大切な買い物にはお金をかけないのに，楽しみにはお金をかけるというのも，やはり何だか変です。

一方で健康指向ブームですから，高い健康食品を買ったり，フィットネスクラブへ通ったり，通販で健康器具を買ったりしている人もたくさんいます。これも健康指向依存症と呼んでも良いように思います。

人は矛盾に満ちた動物ですから，決して合理的な行動だけをとっているわけではありません。そして無駄の中に楽しみがあるのも事実です。しかし私たちの暮らしがゆがんでいるとした

ら，身体も健康も，そして未来もゆがむことにならないでしょうか。何が身体に良く，何が本当においしいかなどについて自分の感覚をみがくことこそ，健康に必要なことだと思います。

私たちは安い手軽な食べ物を大量生産するのでなく，家畜の健康，植物の健康，そして地球と働く人々の健康を守る食品生産をこそ追求していくべきだと思います。

私が参加している低温殺菌牛乳のグループは，毎年3月末に利根川の堤防でからし菜とりをします。からし菜は根が大根のように太く，ここにミミズが来て，それを食べにモグラが来ると堤防に穴があくということから，旧建設省が，毎年除草剤を散布していたのだそうです。しかし都民の水道水を供給してくれる利根川での農薬使用は止めてほしいと言うことから，かわりに自分たちで毎年からし菜をとり始めました。

3月28日，快晴の日曜日，400人以上もの人が参加して，黄色い花をつけ良い匂いで咲いているからし菜を根から抜く作業に汗を流しました。あちこちでこんな風景が増えれば良いなと思った春の一日でした。

私は本職が弁護士なので，40年近く，人々の争いごとをたくさん見てきました。しかし最近，世の中がとても暴力的になったような気がしています。私たちは，もっとゆっくり，自分を見つめ直して暮らしてゆきたいものだと思います。

でもあまりゆっくりし過ぎて，何度も原稿締め切りを延ばしてもらい，八朔社の田島純夫さんには本当にご迷惑をおかけしました。

神山　美智子（かみやま　みちこ）
1940年，群馬県生まれ。
1962年，中央大学法学部卒業，
1965年，弁護士登録（東京弁護士会所属）
東京弁護士会公害・環境特別委員会委員
日本弁護士連合会公害対策・環境保全委員会委員
ダイオキシン・環境ホルモン対策国民会議員代表
食の安全・監視市民委員会代表
都立短期大学非常勤講師（食品の安全と法律）
著書『食品安全へのプロポーズ・For Food Safety Law』（日本評論社）
　　『ガットの落とし穴』（共著，家の光協会）
　　『脱・農薬社会のすすめ』（日本弁護士連合会公害対策・環境保全委員会編　日本評論社）
　　『神山美智子フリートーク　食品添加物の安全基準が揺れている』（コープ出版）
　　『このままだと「20年後の食物」はこうなる』（カタログハウス）など

21世紀の若者たちへ2
食品の安全と企業倫理──消費者の権利を求めて

2004年5月25日　第1刷発行

　　　　　　　　著　者　　　神　山　美智　子
　　　　　　　　発行者　　　片　倉　和　夫

　　　　　発行所　　株式会社　八　朔　社
　　　　　東京都新宿区神楽坂2-19　銀鈴会館内
　　　　　〒162-0825　振替口座00120-0-111135番
　　　　　Tel.03（3235）1533　Fax.03（3235）5910

ⓒ 2004. KAMIYAMA Michiko　　　　印刷・製本　平文社
ISBN4-86014-101-6

シリーズ　21世紀の若者たちへ——新しい社会のありようを考える

既刊

現代日本政治——「知力革命」の時代　五十嵐　仁著　一八〇〇円
食品の安全と企業倫理——消費者の権利を求めて　神山　美智子著　一五〇〇円

続刊

グローバリゼーションの空間編成　水岡　不二雄著
いま考える原子力発電　清水　修二著
現代の農業問題　加瀬　良明著
NGO活動とはなにか　川崎　哲著
日本国憲法　久保田　穣著
マスメディアと民主主義　塚本　三夫著
男女共同参画社会　後藤　宣代著
生命倫理と現代社会　田中　智彦著

＊価格は本体価格